GUIDE

médical et hygiéniq

DU VOYAGEUR

PAR LE DOCTEUR

ÉMILE DECAISNE

HYGIÈNE DU VOYAGEUR EN CHEMIN DE FER

LES VOYAGES SUR MER ET LES CLIMATS AU POINT
DE VUE HYGIÉNIQUE ET MÉDICAL

GUIDE DES BAIGNEURS
AUX EAUX MINÉRALES DE FRANCE, DE L'ÉTRANGER
ET AUX BAINS DE MER

PARIS

CH. ALBESSARD, LIBRAIRE-É

8, RUE GUÉNÉGAUD, 8

GUIDE

médical et hygiénique

DU VOYAGEUR

CET OUVRAGE SE VEND AUSSI EN TROIS PARTIES SÉPARÉES

SOUS LES TITRES SUIVANTS :

1° **Hygiène du voyageur en chemin de fer.** 1 vol. in-18 jésus. Prix : 1 fr. 50 c.

2° **Les voyages sur mer et les climats, au point de vue hygiénique et médical.** 1 vol. in-18 jésus. Prix : 2 fr.

3° **Guide des baigneurs aux Eaux minérales de France et de l'Étranger et aux Bains de mer.** 1 vol. in-18 jésus. Prix : 2 fr. 50 c.

Paris — Imprimé chez Bonaventure et Ducessois,
55, quai des Augustins.

GUIDE

médical et hygiénique

DU VOYAGEUR

PAR LE DOCTEUR

ÉMILE DECAISNE

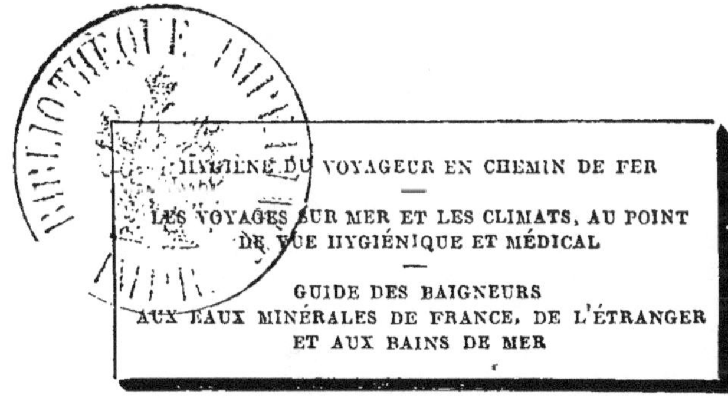

PARIS

CH. ALBESSARD, LIBRAIRE-ÉDITEUR

8, RUE GUÉNÉGAUD, 8

1864

INTRODUCTION

A chaque période de son existence, l'humanité sait se créer de nouveaux plaisirs et de nouveaux besoins; tout change, tout se renouvelle sur notre globe, et nous vivons dans un temps où la rénovation s'accomplit avec une rapidité presque vertigineuse.

La vapeur et l'électricité ont, pour ainsi dire, fait un monde nouveau qui n'a presque rien conservé de l'ancien, et nul ne saurait prévoir où s'arrêtera le progrès qui entraîne irrésistiblement l'homme vers les conquêtes de l'avenir.

Bénie soit mille fois cette révolution pacifique opérée par le génie humain, révolution qui a généralisé le bien-être et créé de nouveaux moyens pour conserver la santé, la force, et par conséquent pour perfectionner notre nature, jusqu'aux dernières limites du possible!

Glorifiés soient les savants, les industriels qui ont sillonné le monde de chemins de fer et forcé l'océan à obéir aux lois de la vapeur!

Honorés soient à jamais ceux qui, en nous donnant les moyens de nous servir du fluide électrique, ont réalisé la fable de Prométhée, et plus heureux que lui, ravi pour nous le feu du ciel!

Cela est beau, cela est presque divin, et la première moitié du XIXe siècle aura été féconde entre tous les âges, par la science et par l'industrie.

Soyons fiers de notre lot : de même que chaque fleur a ses parfums qui la distinguent, de même chaque chose a sa poésie qui lui est propre.

Et d'ailleurs ne sommes-nous pas en plein été de civilisation, et le moment n'est-il pas venu pour le génie humain de cueillir la riche moisson que lui ont préparée les générations éteintes?

Je pourrais tracer ici un brillant tableau des progrès de la science médicale, et dire la part glorieuse qu'elle a prise aux conquêtes du monde nouveau. Mais ces aperçus m'éloigneraient de la modeste voie que je me propose de suivre, sans autre ambition, sans autre désir, que d'être utile et agéable, si cela se peut.

J'ai pu me convaincre, et par les préceptes de mes maîtres, et par mes propres études, et par mon expérience, que les conditions d'hygiène générale sont complétement changées. De nos jours, on vit autrement et beaucoup mieux qu'autrefois, la science s'étant préoccupée des besoins matériels autant que de ceux de l'intelligence : logement, nourriture, costume, tout s'est amélioré à tel point que les exemples de longévité deviennent de moins en moins rares.

Mais de tous les phénomènes de notre époque, à la fois si calme et si mouvementée, le plus saillant comme le plus influent, c'est le besoin de locomotion; on dirait que l'humanité ne peut plus rester en place : voyager est une nécessité et très-souvent un plaisir depuis que la rapidité de la vapeur a fait disparaître les distances.

Il y a quarante ans à peine, un voyage de cinquante lieues était une affaire des plus sérieuses, et on s'y préparait avec une certaine solennité; les personnes riches et les commerçants se hasardaient seuls à s'éloigner de leurs foyers; les diligences étaient si lourdes et les chaises de poste coûtaient si cher.

Aujourd'hui, on tombe dans l'excès contraire, tout le monde voyage, les uns pour leurs affaires, les autres pour leur amusement, d'autres enfin par curiosité.

Nous nous occuperons subsidiairement de ces catégories de voyageurs ; mais ceux qui méritent tout notre intérêt et doivent fixer toute notre attention sont les individus qui voyagent pour cause de santé.

Ce n'est pas d'aujourd'hui qu'on quitte sa famille, ses amis, les lieux où on est né et qu'on aime par-dessus tout, pour demander à d'autres climats le rétablissement d'une santé compromise. De toute antiquité, dans certaines maladies, les voyages ont été considérés, non-seulement comme des moyens de soulager, mais encore de guérir ; Hippocrate, Aristote, Celse, Alexandre de Tralles, Oribase, Aétius, Pline, etc., etc., parlent fréquemment dans leurs ouvrages de villes, de campagnes, d'îles, de montagnes, renommées par leur salubrité et où ils envoyaient leurs malades.

Les médecins modernes les plus célèbres ont confirmé les excellents effets de cette pratique dans leurs observations. Ils ont remarqué et fait remarquer que, dans la plupart des maladies chroniques, le mouvement et l'exercice sont des moyens de guérison inspirés par la nature ; mais le mouvement et l'exercice ne sont pas les seuls effets produits par les voyages, nous dirons même que c'est là un de leurs moindres avantages.

En effet, les changements, pour ainsi dire incessants, d'air et souvent de température qu'on éprouve en voyage, les aspects variables à l'infini qui se présentent à tout moment à nos yeux; les scènes mouvantes qui passent et repassent, distraient, égayent, terrifient; enfin la nouvelle manière d'être du voyageur qui change en quelque sorte d'existence, dont la nourriture est toute différente de ce qu'elle était dans sa propre maison; qui se trouve dans la nécessité de se plier à de nouvelles habitudes, tout cela, disons-nous, doit nécessairement opérer des changements plus ou moins marqués dans l'organisation physique et même dans le moral.

Aussi, avons-nous constaté dans notre pratique, que peu de voyageurs, surtout de voyageuses reviennent d'une région éloignée, sans avoir éprouvé une grande amélioration dans leur constitution, pourvu qu'ils n'aient rien fait de contraire aux règles de l'hygiène.

Depuis le commencement de ce siècle, les plus illustres et les plus savants praticiens ont parfaitement vu ce qu'ils pourraient obtenir des voyages, conseillés dans l'intention de procurer quelques secousses salutaires dans certaines maladies, où la nature impuissante met en défaut la science aussi bien que les efforts des médecins. On a donc conseillé les voyages, et le succès ayant couronné les espérances qu'on avait données aux malades, la science médicale a trouvé des horizons inconnus.

Nous parlerons d'abord *des voyages par terre,* parce qu'ils furent, sans aucun doute, les premiers auxquels on eut recours, parce que la navigation, avant ses perfectionnements, ne permettait guère qu'on livrât les malades à un élément qui, indépendamment des périls auxquels il expose, rend quelquefois malades les marins eux-mêmes. Mais *les voyages par mer* furent bientôt mis au rang des remèdes les plus efficaces. On a pu se convaincre par une longue expérience que les matelots sont, de tous les hommes, les plus robustes, les mieux portants.

Or, pour voyager utilement et sans dangers, soit par terre, soit par mer, il est indispensable d'avoir un guide fidèle qui prévienne les accidents qui pourraient arriver. En voyage, on court très-souvent risque de contracter des maladies dans les voitures publiques, dans les wagons de chemins de fer, dans les bâtiments à voiles, dans les steamers, dans les hôtels, dans les aliments, la boisson, le logement, les lits, etc., etc.

Nous avons entrepris d'écrire ce traité d'hygiène, spécialement pour les voyageurs, parce qu'il nous a paru évident que le défaut de certaines connaissances en médecine, chez les personnes qui voyagent, n'importe pour quel motif, peut devenir une cause d'accidents déplorables. Nous avons simplifié autant que possible nos préceptes, puisés d'ailleurs aux sources les plus pures et les plus respectables. Cette partie concerne spécialement la thérapeutique usuelle.

De plus, les voyageurs qui ont recours à la locomotion, comme moyen de santé, reviennent très-souvent gais et bien portants après une courte absence ; il n'est pas rare de voir des maladies qui ont résisté à tous les remèdes disparaître à la suite d'un voyage par terre ou par mer, ou bien d'un mois de séjour dans une de nos stations thermales.

Mais, va-t-on nous dire, vous prêchez à des convertis : aujourd'hui, non-seulement tout le monde voyage, mais encore aime à voyager : la locomotion peut être classée parmi les passions les plus intenses et les plus vivaces du XIX⁰ siècle. Et comment ne voyagerait on pas? les chemins de fer et la navigation à vapeur ont rapproché non-seulement les distances, mais encore les latitudes. De Paris on va à Berlin en moins de temps qu'on n'en mettait pour se rendre à Bordeaux, même en chaise de poste ; Marseille est un faubourg de Paris et la Cannebière touche aux Champs-Élysées.

Il s'est donc opéré dans nos mœurs et dans nos habitudes une révolution que rien ne saurait arrêter dans son développement. Si autrefois on redoutait de s'éloigner de son domicile, aujourd'hui on aime à chercher ailleurs des connaissances nouvelles, des relations commerciales, et on va demander à des contrées éloignées le rétablissement ou le raffermissement d'une santé qui périclitait sur le sol natal.

Ce nouvel ordre de choses nous a suggéré l'idée de recueillir dans un ouvrage spécial les connaissances médicales dont les voyageurs peuvent avoir besoin. Nous avons pensé qu'il y aurait pour eux avantage et sécurité à pouvoir consulter, à chaque instant, un guide fidèle qui leur indiquera les moyens de prévenir certains dangers et de se soustraire à leur action funeste, lorsqu'ils n'auront pu les éviter complétement. Les moyens que nous allons indiquer sont principalement préservatifs ; nos conseils étant simples et faciles à mettre à exécution, tout le monde pourra y recourir, et, dans ce but, nous les avons débarrassés de toutes les théories inutiles.

Notre ouvrage formera cinq parties principales, distinctes par leur but spécial.

Dans la première, nous tracerons des règles d'hygiène pour les voyageurs en chemin de fer. C'est le plus grand nombre, pour ne pas dire la totalité. En effet, les railways sont de nos jours la seule voie de communication dans tous les pays où on a pu établir ce nouveau mode de locomotion.

Nous étudierons donc les chemins de fer au point de vue médical, après avoir établi la différence qui existe entre les railways, les anciennes diligences et les chaises de poste. Nous donnerons des aperçus hygiéniques sur les wagons, la température, la ventilation, d'après le nombre de voyageurs enfermés dans le même compartiment. Nous exposerons tout un système d'améliorations qu'on devrait appliquer aux wagons de première et de deuxième classe.

Nous consacrerons un chapitre à étudier les effets souvent très-funestes que produisent les changements de température; en effet, tel voyageur qui part, en chemin de fer, de Marseille par une chaleur tropicale, peut arriver deux jours après à Bruxelles où il se trouvera exposé à une température extrêmement basse. Le *Guide médical du voyageur* contiendra des préceptes très-clairs et très-précis, pour atténuer les résultats de ces variations, ainsi qu'une théorie du vêtement, et par conséquent du costume appliquée aux voyages par chemin de fer.

Comme les longs voyages sont pénibles, surtout pour les dames, nous indiquerons les moyens à employer contre la fatigue et même pour la prévenir: nous parle-

a.

rons du sommeil en chemin de fer et des distractions qu'on doit et qu'on peut facilement s'y procurer. Il ne suffit pas de voyager vite, il faut encore voyager conformément aux lois de l'hygiène. Nous indiquerons aussi quelles sont les maladies dont l'influence interdit aux personnes qui en sont atteintes tout voyage par voies ferrées. Nous apprécierons les causes des maladies auxquelles sont exposés les voyageurs et les moyens de les éviter.

La nourriture étant, à juste titre, considérée comme la partie la plus importante de l'hygiène, nous nous en occuperons d'une manière spéciale ; nous établirons la différence qui existe entre les hôtels et les buffets de chemins de fer.

Nous établirons enfin quelle peut être l'influence des voyages en chemins de fer sur certaines maladies, et dans quels cas ce genre de locomotion doit être évité.

Notre opinion, bien sincère et bien établie, est que les chemins de fer ont été dans ces derniers temps étrangement calomniés par quelques médecins : à les entendre, les railways seraient un fléau pour la santé publique, et pourtant il ne nous est nullement démontré que ces doctrines atrabilaires aient pu constater l'existence d'une nouvelle maladie provenant des chemins de fer ; il est certain que ce mode de voyager, encore nouveau, a ses inconvénients et ses avantages comme toutes choses ; mais rien ne prouve jusqu'à ce jour que l'hygiène publique ait reçu de ce côté des atteintes sérieuses. Les chemins de fer peuvent être comparés à l'arbre qui, selon l'Écriture, se trouvait dans le paradis terrestre, et qui s'appelait *l'arbre de la science du bien et du mal*. Il faut savoir s'en servir, et se bien garder de cueillir la pomme, ainsi que le fit Ève notre mère commune.

La deuxième partie est consacrée aux voyages par mer. Ici nous quittons les wagons pour les bateaux à vapeur ; or, le steamer est aux anciens bâtiments à voiles ce que sont aux chemins de fer les quelques pataches qui roulent encore dans quelques-uns de nos départements. La vapeur a dompté les flots et subjugué les vents, de sorte que l'on franchit des espaces immenses, sans nul danger à courir et avec une rapidité prodigieuse.

Aussi le poëte Horace serait-il mal venu, de nos jours, à s'écrier dans un transport lyrique :

« Celui-là avait la poitrine revêtue d'un triple airain, qui osa le premier confier sa frêle existence aux caprices et aux fureurs de la mer. »

L'Océan et la Méditerranée ne font plus peur à personne, même aux dames qui partent pour l'Amérique et les Grandes Indes, sans autre souci que celui de leur toilette.

Ici encore, nous avons à donner de nouveaux préceptes d'hygiène ; car les conditions de locomotion se trouvent totalement changées par la substitution de la vapeur aux voiles. Nous étudierons l'influence des voyages par mer sur quelques maladies, et en particulier sur la phthisie pulmonaire, et nous citerons quelques cas de guérison qui tiennent presque du prodige.

Nous parlerons du *mal de mer*, de ses effets et de son traitement. La vie à bord des bateaux à vapeur mérite une attention toute particulière ; aussi lui consacrerons-nous une étude un peu longue, un peu détaillée ; sur les steamers anglais, la nourriture, même les habitudes diffèrent du système français ; nous dirons quel est celui des deux systèmes qui nous paraît le plus conforme aux prescriptions hygiéniques, enfin dans quels cas les voyages maritimes doivent être prescrits ou défendus.

Dans la troisième partie de notre *guide*, nous étudierons les climats et leur application au traitement de certaines maladies. La climatologie fait depuis longtemps partie de la science médicale ; elle est d'une importance telle, que plusieurs praticiens en ont fait l'objet d'études particulières. Nous devons dire toutefois que nous n'avons trouvé que des indications générales, et par conséquent peu propres à guider sûrement les malades qui se trouvent réduits à se fier à la tradition, à la routine, à des prescriptions qui n'ont aucune base certaine.

Nous avons donc étudié la climatologie thérapeutique avec un soin tout particulier, et nous avons l'espoir que nos renseignements seront complets, car nous n'avons négligé aucune recherche sur les divers climats d'Europe et des autres parties du monde. Nous consacrons un chapitre à chaque localité qui nous a paru digne d'être étudiée au point de vue de l'hygiène et de la guérison de telles ou telles maladies.

Nous suivons les malades et les voyageurs jusqu'aux régions tropicales, et nous indiquons les moyens de se prémunir contre les atteintes de climats presque toujours funestes aux Européens qui visitent ces régions pour la première fois; quelques préceptes d'hygiène à suivre dans les pays chauds complètent notre étude sur les climats, et sur les influences qu'ils exercent sur la santé.

Notre quatrième partie est un traité nouveau, traité thérapeutique, historique et anecdotique des eaux minérales de France et de l'étranger. C'est proprement là le *Guide du baigneur*.

Nous ne sommes plus au temps où madame de Sévigné faisait, pour se rendre aux eaux de Bourbon-l'Archambault, plus de préparatifs qu'on n'en fait aujourd'hui pour se rendre aux établissements thermaux de l'Allemagne ou de notre extrême Midi ; aller aux eaux est une partie de plaisir, une simple distraction, une occasion de montrer ses belles toilettes, pour les dames, et pour *les messieurs*, une occasion de satisfaire la funeste passion du jeu. Sous ce rapport, les annales de Bade et de Hombourg sont une page bien triste !

Mais nous n'avons pas à nous occuper des courtisans de la fortune et du hasard. Notre but est d'étudier l'emploi des eaux minérales dans les maladies chroniques, et l'influence de quelques mois de séjour dans les établissements thermaux, sur la santé des personnes qui les fréquentent. Ces personnes forment trois catégories distinctes : les malades, les oisifs, les ennuyés, les joueurs.

Sur les malades se portent naturellement toute notre attention et toute notre sollicitude ; c'est pour eux que nous avons réuni les matériaux de ce livre, et nos conseils ne leur feront pas défaut ; les oisifs et les ennuyés y trouveront aussi une ligne de conduite à suivre, pour conserver ou raffermir la santé qu'ils n'ont pas encore perdue; quant aux joueurs, ce n'est pas la médecine, qui peut se charger de guérir leur déplorable maladie.

L'étude de chaque établissement thermal, au point de vue des maladies, nous a fourni des détails tout nouveaux: on a beaucoup écrit sur les eaux minérales, et la littérature hydrologique ne le cède à aucune autre pour la fécondité. Malheureusement pour les malades et pour les touristes, aucun de ces nombreux ouvrages, dont plusieurs sont pourtant consultés avec fruit, ne m'a paru réunir les conditions de clarté et de simplicité nécessaires pour la vulgarisation des théories les plus utiles.

Nous avons donc traité la question d'après une méthode qui nous est propre, en classant les établissements thermaux par ordre de maladies; elles forment treize sections séparées, sous le double rapport de la thérapeutique et de l'hygiène.

Nous consacrons une étude historique à chaque établissement, et, en ceci, nous croyons moins nous écarter de notre sujet que l'histoire, nous révélant ce qui a été fait de bon, nous révèle en quelque sorte les moyens sûrs pour arriver à la perfection relative. Dans cet historique, les bains de France occupent la principale place, et nous prouverons que nos belles naïades du midi et du centre n'ont rien à envier aux nymphes par trop aristocratiques du Rhin allemand.

Nous demandions dernièrement à une grande dame pourquoi elle va tous les ans à Bade, à Hombourg, à Spa, même à Ostende, au lieu d'honorer de sa visite les Eaux-Bonnes, Cauterets, Bagnères, le Mont-Dore, Vichy, Royan, Dieppe ou Trouville.

—Docteur, nous répondit-elle, les eaux d'Allemagne sont à la mode ; les princes et les grands personnages s'y donnent rendez-vous ; les réunions y sont splendides, et nous autres Françaises y faisons la loi par notre élégance et notre bon goût. Faites, si vous le pouvez, que nos établissements français participent enfin à cette vogue, et je vous promets que nous ne passerons plus la frontière ; les Pyrénées sont admirables, mais elles ont le malheur de n'être pas connues du beau monde.

Cette dame disait vrai : nous allons chercher ailleurs ce que nous avons chez nous.

Eh bien! dans l'ouvrage que nous publions, les bains français seront appréciés comme ils le méritent, et nous avons l'espoir que nos révélations convertiront au sol natal nos plus aimables et jolies voyageuses, et du moment où les dames ne donneront plus la préférence à Bade et à Hombourg, la France thermale entrera dans une voie de prospérité et de renommée ; les malades s'en trouveront bien et l'esprit national y gagnera. Il est temps d'ailleurs qu'une réaction s'opère dans ce sens, car il y aurait folie à négliger indéfiniment nos propres richesses.

Notre cinquième partie est consacrée aux bains de mer, et ici la France n'a point de rivale ; en effet, notre beau pays, baigné au nord et à l'ouest par l'Océau, au midi par la Méditerranée, qui semblent l'enlacer de leurs bras fraternels, possède des plages incomparables où la société la plus aristocratique, la plus aimable et la plus riche, va ordinairement passer les plus chaudes journées de l'été.

Chose extraordinaire, les anciens ne connurent pas les bains de mer, et les Romains eux-mêmes, ce peuple de baigneurs qui construisit dans toutes les villes des thermes magnifiques dont les débris n'ont pas encore disparu complétement de notre sol, les Romains ne fréquentaient guère les rivages de la Méditerranée ; en France même, la vogue des bains de mer ne remonte pas au delà des premières années de ce siècle.

Nous dirons même que c'est seulement du milieu de la Restauration et des séjours fréquents de madame la duchesse de Berry à Dieppe, que date l'ère aujourd'hui si brillante des bains de mer proprement dits. Mais depuis, les choses ont bien changé, et aujourd'hui sur l'Océan, comme sur la Méditerranée, il n'est pas si petit port qui ne vante ses grèves, afin d'attirer le plus grand nombre d'étrangers. Nos dames raffolent de la mer.

Nous répondons donc à un besoin en appréciant les heureux effets que produit la mer sur un très-grand nombre de maladies ; de plus, il ne suffit pas de se rendre sur telle ou telle plage, d'avoir le courage de se plonger ou de se laisser plonger dans la mer, dont l'eau, d'une température inférieure à celle des rivières en juillet et août, cause d'abord de violents frissons ; il faut encore se conformer à des règles d'hygiène spéciales à chaque région, sous peine de perdre tout le fruit d'un déplacement souvent onéreux ; on comprendra que les baigneurs doivent se vêtir et se nourir autrement sur les bords de l'Océan que sur ceux de la Méditerranée. D'ailleurs, l'eau de mer n'est point inoffensive comme l'eau douce ; c'est un stimulant des plus énergiques dont on ne doit user qu'avec réserve ; aussi la durée de l'immersion pour les personnes malades ne doit-elle guère excéder quatre ou cinq minutes. Donc, aux bains de mer, aussi bien que dans les établissements thermaux, on doit se conformer aux conseils de la médecine, et on ne trouvera pas étrange que nous donnions à cette étude tous les développements qu'elle comporte.

Notre conclusion sur les voyages en chemins de fer et par bateaux à vapeur, sur la fréquentation des eaux thermales et des bains de mer, est que ces déplacements sont des plus favorables au point de vue moral, intellectuel et physique :

> Quiconque a beaucoup vu
> Peut avoir beaucoup retenu,

a dit le Bonhomme; les voyages instruisent beaucoup, et si on les accomplit dans de bonnes conditions, ils améliorent la santé. Ne s'est-il pas produit, dans l'hygiène publique et privée, une sorte de révolution, qui a déjà donné des résultats inespérés? Autrefois, on vivait dans un isolement préjudiciable à l'âme autant qu'au corps; aujourd'hui, on se déplace, on voyage, pour le moindre prétexte, et il s'est établi entre les diverses familles humaines des relations, des communications, dont les heureux effets réagissent non-seulement sur les mœurs, mais encore sur l'hygiène, et, par conséquent, sur la santé.

Tel est le résumé de l'ouvrage que nous venons d'écrire sur les voyages et sur l'hygiène à suivre pendant les périodes de déplacements et de locomotion. Nous n'avons rien négligé pour réunir les renseignements les plus complets, les préceptes les plus clairs et les plus efficaces ; si nous n'avons pas réussi, autant que nous le désirerions, nous avons, du moins, fait une œuvre d'autant plus utile qu'aucun médecin ne s'est spécialement occupé, avant nous, de la santé publique dans les voyages et pendant la saison des eaux.

Notre *Guide médical du voyageur* se présente donc avec un mérite qu'on ne saurait lui contester : celui de la nouveauté et de l'à-propos ; de plus, il sera pour beaucoup de personnes d'une utilité pratique de chaque jour, et c'est sur cela principalement que nous comptons.

É. DECAISNE.

PREMIÈRE PARTIE

DE L'HYGIÈNE DU VOYAGEUR

EN CHEMIN DE FER

I

L'année 1825 sera une date à jamais célèbre dans l'histoire des découvertes et des merveilles du XIXe siècle. En effet, de cette année datent les chemins de fer; pour la première fois, on vit des wagons rouler sur une voie ferrée entre Stockton et Darlington ; sur les panneaux, on lisait ces mots :

Danger privé, utilité publique.

On cria d'abord au prodige ; on eut presque peur de l'audace du génie humain, puis on se rassura, et bientôt on s'habitua à ce nouveau genre de locomotion qui ne tarda pas à être considéré comme chose ordinaire. Les diligences si lourdes, mais si hospitalières, les chaises de poste si légères, si fringantes furent oubliées et reléguées dans les musées des antiquaires.

En France, les chemins de fer datent à peu près de la même époque, mais leur extension a été beaucoup moins prompte, beaucoup moins rapide qu'en Angleterre. Peu nous importe aujourd'hui, car nous n'avons sous ce rapport, comme sous bien d'autres, rien à envier à nos voisins; le pays est sillonné de voies ferrées d'une frontière à l'autre, et le nombre des voyageurs est relativement aussi grand que dans les autres parties de l'Europe. Nous devons même dire que les compagnies françaises, obéissant à une noble et généreuse émulation, nous ont dotés des perfectionnements et améliorations de l'industrie moderne avec autant d'em-. pressement que d'intelligence; elles ont cherché à unir autant que possible l'agréable et l'utile, et si elles ne sont encore arrivées qu'à une perfection relative, on ne saurait s'empêcher de rendre loyalement justice à leur zèle, à leurs bonnes intentions. Il reste beaucoup à faire, cela est vrai; ne soyons pas trop exigeants, une révolution économique et industrielle aussi importante, aussi radicale que celle de la substitution des voies ferrées aux anciennes routes, des wagons aux anciennes voitures, ne peut se terminer heureusement en quelques années.

Cette rénovation ne s'est pas accomplie sans changer du tout au tout les habitudes, les mœurs, et, par conséquent, sans modifier l'hygiène dont la vigilance toute maternelle doit guider l'humanité dans les généreux efforts qu'elle fait pour consolider et généraliser le bien-être et le plus précieux de tous les biens, *la santé*.

Il nous a semblé qu'il existait une lacune déplorable, et nous avons essayé de la combler en consacrant une étude spéciale à l'hygiène des voyageurs. Tout le monde voyage aujourd'hui, ainsi que nous le disions plus haut; donc nous nous adressons à tout le monde, aux riches aussi bien qu'aux personnes peu aisées, aux savants, aux artistes, aux travailleurs et surtout aux dames dont la constitution plus frêle et plus délicate exige des soins particuliers.

Les voyages s'accomplissent presque tous par chemins de fer; nous devions commencer par les voies ferrées, et leur consacrer une place importante dans notre livre.

On ne doit pas s'attendre à trouver ici la monographie du chemin de fer en général; cette étude technique est du ressort des ingénieurs et mécaniciens. La description des rails, des locomotives, des wagons, des divers engins de locomotion par la vapeur serait d'autant plus inutile qu'il suffit d'avoir voyagé une ou deux fois sur un long parcours pour connaître par soi-même tout ce qu'il importe de savoir sur ce sujet.

Au point de vue médical, les chemins de fer présentent de nombreux phénomènes, tels que la ventilation, la température, l'extrême chaleur, le froid, l'influence physiologique, les effets produits sur le système nerveux, sur la respiration, etc., etc. Nous étudierons ces phénomènes et beaucoup d'autres, à mesure qu'ils se présenteront.

Nous adoptons cette méthode parce que, parmi les personnes qui voyagent, il y a des catégories bien distinctes.

On voyage accidentellement ;

On voyage par plaisir ou par curiosité ;

On voyage pour affaires et, dans ce cas, habituellement.

Nous n'avons pas besoin de démontrer que, pour ces trois catégories de voyageurs, l'hygiène ne saurait être la même. En effet, pour faire un voyage, le plus souvent très-court par chemin de fer, même par bateau à vapeur, il n'est pas besoin de modifier son hygiène, comme si on passait plusieurs jours ou plusieurs nuits dans les wagons. Pour ces voyages accidentels, il suffit de prendre ses précautions ordinaires, indiquées d'ailleurs à chacun par son propre tempérament.

Les personnes qui voyagent par plaisir ou par curiosité, pour s'instruire ou pour perfectionner leur éducation, pour leur amusement ou pour leurs affaires, doivent, selon nous, être constituées de corps et d'esprit de manière à soutenir aisément et sans en être affectées les fatigues, les incidents, les revers auxquels on s'expose toutes les fois qu'on se déplace.

Si vous voyagez pour vous instruire ou pour vous distraire, assurez-vous que vous jouissez d'une santé parfaite. Qu'on ne s'y trompe pas, les chemins de fer et les bateaux à vapeur ont presque fait disparaître les distances : cela est incontestable; mais, pour tous les voyageurs, quels que soient les motifs de locomotion et de déplacement, certaines conditions sont indispensables. En première ligne, nous classons la gaieté, compagne fidèle de la santé, soutien et ornement de la vie.

Chers lecteurs, que le ciel vous préserve du spleen, cette affection indéfinissable importée d'Angleterre, patrie des brouillards, dans notre beau pays, la terre du soleil. Le spleen est une maladie antinationale.

Et vous, mesdames, faites des vœux pour que la migraine ne vienne pas assombrir le ciel de vos beaux yeux, au moment de monter en wagon ou sur le bateau à vapeur !

La gaieté ne suffit pas, il faut prendre certaines précautions. Il est de toute évidence que le défaut de connaissances usuelles, en médecine, chez les personnes qui voyagent, péut devenir pour elles une source de privations, de peines, de chagrins, même d'accidents. Si vous vous exposez aux éventualités qui vous attendent, soit dans les wagons, soit dans les bateaux à vapeur, sans avoir prïs des précautions pour les éviter, je vous comparerai volontiers à un touriste insensé qui voudrait gravir les glaciers des Alpes ou des Pyrénées, sans être muni d'un bâton ferré, de vêtements chauds et d'un guide qui connaisse les lieux. Il est des moyens préservatifs que nous indiquons et qui pourront, tout en diminuant les dangers des voyages, augmenter dans des proportions considérables le nombre des voyageurs.

Les personnes qui voyagent, va-t-on nous dire, sont environnées de causes de maladies et en rencontrent, à chaque pas, de nouvelles : cela est incontestable ; mais il est aussi démontré qu'elles peuvent trouver dans ces mêmes voyages des causes de santé. Ne voit-on pas, en effet, depuis que la locomotion est devenue plus facile et moins dispendieuse, des personnes se guérir, tant sur terre que sur mer, de maladies qui avaient résisté aux remèdes les plus énergiques ?.

Donc celui qui sent le besoin de voyager, pour son instruction ou pour ses affaires, hésite s'il est d'une faible santé ou attaqué d'une maladie chronique; très-souvent même il est arrêté par les conseils des personnes qui prennent le plus vif intérêt à sa conservation.

—Ne partez pas, lui dit-on, les fatigues aggraveraient votre malaise.

Nous disons, nous, qu'il faut fermer les oreilles à ces conseils dictés par l'ignorance et la peur; nous disons qu'un voyage prescrit à temps et bien ordonné peut devenir un remède beaucoup plus efficace que les prescriptions des docteurs les plus habiles.

Oui, les voyages peuvent être considérés comme des remèdes d'autant plus efficaces qu'on peut se déplacer avec une rapidité prodigieuse.

A ce sujet, nous devons établir une comparaison entre les anciens modes de locomotion et les inventions modernes.

Un philosophe a dit que celui qui ne connaît point ses aïeux n'est pas digne d'avoir de postérité.

Appliquons cette maxime absolument vraie, au point de vue de la morale humanitaire, au sujet si multiple et si intéressant que nous traitons. Le premier, nous

1.

dirons que la génération actuelle commettrait un acte de noire ingratitude, si elle oubliait, si elle méconnaissait les services rendus par les anciennes voitures.

La diligence... On ne sait déjà plus, on ne peut même pas savoir ce que ce mot renfermait de joies, de tristesses, d'espérances, de désillusions.

La diligence... Mais c'était l'arche de Noé, arche refuge de tous les cosmopolites, de tous les voyageurs, avec ses compartiments séparés, où chacun savait se réfugier comme dans une maison roulante, bien sûr qu'il y trouverait une sorte de famille qui le reconnaîtrait et lui donnerait la plus bienveillante, la plus gracieuse hospitalité.

Les Arabes appellent le chameau *navire du désert ;* la diligence n'a-t-elle pas été pendant plus d'un siècle la trirème de l'Europe civilisée ?

> Dans tous les pays de la France,
> Je vais, chantant mon refrain :
> Roule, roule, ma diligence,
> Nous voici sur le grand chemin.

C'était le refrain que chantaient, il y a quarante ans à peine, les voyageurs, sur les routes de la Normandie et de la Provence, de l'Alsace et du Languedoc.

Les voyageurs proprement dits ont disparu, et on ne

trouve plus de diligences que dans les pays de montagnes inaccessibles aux voies ferrées.

Pauvre voyageur ! type effacé ! car les chemins de fer l'ont tué le jour où ils se sont substitués victorieusement aux maîtres de poste ! Pauvre voyageur, qui parcourais la France en chaise de poste, dans une modeste voiture, mais qui t'appartenait, de même que le navire appartient à son armateur, tu n'es plus qu'un type historique, mais tu as eu ta période de gloire, au temps de la Restauration et pendant la première période du règne de Louis-Philippe ! Console-toi, roi des diligences, des chaises de poste et des tables d'hôte ; toutes les dynasties ne durent pas autant que la tienne.

Ces réflexions, en apparence peu sérieuses, nous sont suggérées par le changement radical qui s'est opéré depuis vingt ans, dans la manière de voyager. La génération qui vient ne saurait apprécier, à leur juste valeur, les anciens véhicules, si nous ne donnions ici quelques aperçus rétrospectifs.

Que nos lecteurs et surtout nos lectrices se rassurent, nous ne remonterons pas aux chariots des rois mérovingiens *traînés par quatre bœufs d'un pas tranquille et lent,* comme dit Boileau. Nous ne parlerons même pas des coches plus ou moins renommés qui portaient à Paris les émigrants des provinces. Nous arriverons d'un trait à la période des chaises de poste et des diligences qui a duré à peu près une trentaine d'années.

La chaise de poste était, selon nous, la manière la plus commode, la plus saine de voyager; mais les frais de cette locomotion étaient tellement dispendieux, que les personnes très-riches pouvaient seules se donner ce luxe. On partait de Paris ou de toute autre ville dans une voiture à soi; le postillon conduisait au pas ou au triple galop, au choix des voyageurs, cela était subordonné à la gratification qu'on leur promettait.

Ici on nous permettra d'émailler notre aride récit d'une anecdote dont nous pouvons parfaitement garantir l'authenticité.

Vers 1828, une grande dame, jeune et belle et richement titrée, partait de Paris en chaise de poste pour Bordeaux. Elle n'était pas généreuse, et les postillons se montraient alors très-exigeants; ils étaient rarement galants comme le *postillon de Lonjumeau*, et s'ils versaient, c'était presque toujours sur des cailloux.

Notre grande dame voulut faire son voyage à franc étrier et sans donner un écu de pourboire.

Voici comment elle s'y prit:

— Mon ami, dit-elle au postillon d'une voix d'agonisante, je suis très-malade, conduisez très-lentement, vous serez content de moi.

Le postillon arriva au relai en retard d'une heure et fut vivement réprimandé. La grande dame, au lieu de faire largesse, comme elle avait promis, fut d'une parcimonie extrême. Le postillon furieux dit à son camarade : «Cette dame se dit malade, elle m'avait promis une bonne gratification : selon ses désirs, je l'ai conduite presque au pas ; c'est une avare, fouette les chevaux et mène-la à franc étrier, je te préviens en ami. »

Ce qui fut dit fut fait, et jusqu'à Bordeaux, le mot d'ordre transmis aux postillons fut mis à exécution avec une ponctualité des plus rigoureuses. La grande dame poussait des cris plaintifs, mais elle riait sous ses dentelles de la bonhomie de ses conducteurs. Plusieurs années après, elle se plaisait à raconter à ses amis et connaissances son procédé pour voyager rapidement et... économiquement.

Aujourd'hui, elle en serait pour ses frais de perspicacité et de diplomatie : les conducteurs de locomotives ne sauraient se montrer aussi complaisants que les postillons de l'ancienne poste.

Lorsque nos pères entreprenaient un voyage de quelque durée, ils prenaient plus de précautions qu'on n'en prend aujourd'hui avant de partir pour la Chine, le Japon ou quelque autre contrée de l'extrême Orient.

On prétend même qu'au commencement de ce siècle un père de famille ne quittait Marseille, Toulouse ou Bordeaux, pour se rendre à Paris, sans écrire préalablement ses dernières volontés. La veille de monter en diligence, on disait à ses amis :

— Je viens de faire mon testament, je pars demain pour Paris.

Que les temps sont changés ! Nous pouvons franchir les plus grandes distances en quelques heures ; les ailes de la vapeur ont donné à l'homme la rapidité de l'oiseau.

Sommes-nous, pour cela, mieux partagés que nos pères ? Oui et non, répondrons-nous.

Oui, parce que nous voyageons avec une rapidité telle, qu'on a à peine le temps de s'apercevoir de notre absence.

Non, parce que nos pères avaient, dans leurs voyages, des plaisirs et des commodités que nous connaissons seulement par tradition.

En effet, lorsque la diligence partait d'une grande ville ou d'une petite localité, les parents, les curieux se pressaient pour saluer les voyageurs. Le conducteur, lorsqu'il s'était assuré que tout le monde était à sa place, montait fièrement sur sa banquette, comme un roi sur son trône, donnait le signal, et le lourd véhicule ébranlait le pavé. Dans les divers compartiments, les voyageurs s'installaient de leur mieux, liaient connaissance avec leurs voisins, et il s'établissait des relations qui devenaient parfois intimes avant qu'on arrivât au troisième relai.

Toutefois, comme les meilleures et les plus belles choses ont et auront toujours leur mauvais côté, tout n'était pas rose dans le paradis terrestre des diligences.

D'abord, il fallait retenir sa place plusieurs jours à l'avance, pour être assuré de partir, surtout si on voulait se réserver un coin pour dormir un peu à l'aise. De plus, les compartiments n'étaient point spacieux, de sorte que si le nombre des voyageurs se trouvait au complet, on pouvait à peine y respirer.

La chaise de poste, au contraire, ne présentait aucun des inconvénients de la locomotion, parce que les personnes qui pouvaient voyager de la sorte restaient pour ainsi dire chez elles, leur voiture n'était après tout qu'une chambre roulante où elles pouvaient réunir toutes les commodités imaginables. Mais le nombre de voyageurs privilégiés était très-restreint, ils formaient l'exception, soit par leur fortune, soit par le rang qu'ils occupaient dans le monde.

Nous ne parlerons que pour mémoire des véhicules de troisième et quatrième classe dont quelques-uns roulent encore entre les chefs-lieux d'arrondissement et de canton. Ces pataches, ces gondoles étaient et sont encore pour les voyageurs un tourment, une rude épreuve à subir. Il faut avoir été cahoté pendant quelques heures sur ces maudits engins pour apprécier, même avec tous leurs incouvénients, les voyages par voies ferrées.

Aussi nous hâterons-nous de saluer pour toujours chaises de poste, diligences et pataches et d'entrer dans nos modernes wagons: c'est moins pittoresque, mais beaucoup plus commode.

II

Théories sur les chemins de fer.—Les gares.—Leurs dangers
et leurs inconvénients. — Précautions à prendre. — Entrée
dans les wagons.—Comment il convient de s'y installer.—
Les wagons et leurs diverses classes, etc.

Nous venons d'établir que l'ancien mode de locomotion ne ressemblait en rien ou presque rien aux voyages par chemin de fer. Tout a été changé, et on n'a pas même conservé l'ancienne forme des voitures; les wagons ont leur cachet particulier.

Les habitudes, les besoins des voyageurs ont subi aussi des modifications radicales, à tel point que s'ils n'ont plus les mêmes inconvénients à supporter, ils doivent se prémunir contre des incidents et phénomènes tout nouveaux.

Toutefois les conditions d'hygiène antérieure au voyage sont restées les mêmes; par chemins de fer

comme par les anciennes diligences, les voyageurs qu
partent pour s'amuser, pour aller en Suisse, en Allemagne, etc., doivent autant que possible s'assurer préalablement que la locomotion ne leur sera pas funeste.
Il est de la plus grande importance qu'ils jouissent
d'une bonne santé, surtout si le voyage doit être long ;
ils doivent de plus s'habituer au froid et au chaud, ou
du moins se prémunir contre les variations de température.

En effet, même dans des parcours de peu de durée,
la température varie d'autant plus facilement que la
locomotive vous emporte avec plus de rapidité.

Il est bon, aussitôt qu'on a pris le parti de voyager,
d'oublier toutes ses affaires, même celles qui ont déter-
miné le voyage ; de bien dormir la nuit qui doit précéder le départ, de se lever même un peu plus tard qu'à
l'ordinaire, s'il est possible, parce qu'il est de la dernière
importance que le corps soit en bon état.

Ces conseils s'adressent spécialement aux personnes
qui doivent voyager sur mer, parce que les inconvénients
sont plus nombreux à bord des bateaux à vapeur que
dans les wagons. La prudence commande de s'approvisionner de certains médicaments usuels ; nous en parlerons dans la partie de notre *Guide* consacrée aux
voyages maritimes.

Quel que soit le motif du voyage et le mode de locomotion, il faut, si l'on veut bien goûter les jouissances qu'on s'est promises, jouir d'un état de santé qui permette de supporter toutes les fatigues, tous les incidents du déplacement et d'un renoncement temporaire à ses habitudes domestiques et privées.

Les personnes qui voyagent pour recouvrer la santé ou pour se guérir de quelque maladie doivent prendre toutes les précautions jugées nécessaires par leur médecin.

Autrefois, on s'approvisionnait largement soit de comestibles, soit de vêtements; aujourd'hui, on voyage si vite, on arrive en si peu de temps à destination que ces précautions sont devenues beaucoup moins nécessaires. Cependant, il est prudent de se pourvoir contre la rigueur du froid et les incommodités de la chaleur; dans les wagons et à bord des steamers, en quelques heures on passe d'une température à une autre, et si on ne se tient pas en garde contre ces brusques transitions il peut survenir des accidents très-graves.

Nous conseillons aussi, principalement aux dames, de s'approvisionner de quelques aliments, surtout de friandises; nous leur donnerons les raisons de cette prescription dans un chapitre spécial. Nous aurons aussi à entrer dans d'autres considérations d'hygiène qui ne sauraient trouver ici leur place.

Prenons le voyageur au moment où il sort de son domicile.

Comme les gares des chemins de fer sont éloignées du centre de la ville, et que le plus souvent il faut la traverser pour y arriver, il est prudent de ne pas faire ce trajet à pied : en été, on arrive haletant et mouillé de sueur; en hiver tout imprégné d'humidité ou grelotant. Les administrations ont mis d'ailleurs à la disposition du public des omnibus à prix tellement réduits que tout le monde peut en profiter.

Qu'est-ce qu'une gare? Pour le voyageur, c'est une salle d'attente, plus ou moins vaste, plus ou moins aérée où s'entassent les personnes à mesure qu'elles arrivent. C'est une sorte de prison où il s'enferme volontairement quelquefois pendant une demi-heure, c'est-à-dire presque un siècle.

En effet, les gares, principalement les dimanches et autres jours où il y a affluence de voyageurs, deviennent des geôles insupportables, un enfer où l'on souffre comme des damnés. Il vous est arrivé probablement de vous trouver dans l'obligation de partir par un convoi extraordinaire, convoi express ou même train de plaisir. Eh bien ! vous avez trouvé l'immensité de la gare, tous les coins et recoins envahis par une foule compacte. L'hiver comme l'été, la température y reste la même, c'est-à-dire qu'on y étouffe. Pour peu que le départ du convoi se trouve retardé, il n'est pas rare de voir des personnes s'évanouir ou tomber en faiblesse.

Au moment si impatiemment attendu où les portes s'ouvrent, les dangers redoublent; tout le monde court, on se rue les uns sur les autres, tant on craint de ne pouvoir se placer. Ces cohues entraînent très-souvent des accidents déplorables qu'il serait très-facile d'éviter, si le public le voulait, car ils ne sauraient être imputés aux administrations de chemins de fer. On pourrait, selon nous, prévenir les dangers de ces agglomérations en laissant aux voyageurs la faculté de prendre place dans les wagons aussitôt qu'ils arrivent. Mais ceci est un point tout à fait spécial que nous n'avions pas à développer.

D'ailleurs, les voyageurs eux-mêmes pourraient facilement garantir leur propre sécurité s'ils se montraient moins impatients et surtout moins imprudents. Tout le monde veut sortir à la fois, on se heurte, on se blesse quelquefois en se précipitant vers les wagons, et il y aurait imprudence à vouloir arrêter cette avalanche humaine; les dames se font principalement remarquer par leur ardeur fougueuse à conquérir un wagon, et leurs crinolines, pourtant si embarrassantes, ne les empêchent pas de monter intrépidement à l'assaut.

Or, il est malheureusement avéré que, dans les cohues, il y a presque toujours des personnes plus ou moins contusionnées ; nous voudrions donc pouvoir persuader à toutes les personnes qui partent par chemins de fer que l'impatience leur est fatale, et qu'elles doivent se tenir en garde contre ces précipitations souvent ridicules, toujours périlleuses.

Après une course folle, on entre tout essoufflé dans un wagon et on s'empare des places encore vides ; on étouffe, on est en nage, et aussitôt que le train se met en mouvement, on se trouve exposé à des courants d'air très-funestes. Tout cela n'arriverait point, si on savait un peu se résigner à attendre ; car, en définitive, tout le monde finit par trouver place.

Nous conseillons donc, nous prescrivons aux voyageurs de ne pas trop se hâter, de prendre même certaines précautions que nous allons indiquer, et sur lesquelles nous appelons toute leur attention.

D'abord, en entrant dans un wagon, il faut s'y mettre à l'aise, sans toutefois trop gêner ses voisins : une foule de douleurs locales, et le plus souvent très-tenaces, surtout dans les articulations des extrémités inférieures, peuvent être les suites des mauvaises positions dans lesquelles on serait resté pendant un certain temps ; on serait impardonnable, quand on a pour voyager des wagons relativement commodes, de ne savoir pas s'en garantir.

On nous objectera, non sans quelque raison, que dans les wagons, de même que dans les anciennes voitures publiques, on n'est pas toujours maître de se garantir des mauvaises positions ; cela est vrai jusqu'à un certain point, les wagons de deuxième et de troisième classe sont si petits, en raison du nombre de personnes qu'on y reçoit, que si un voyageur voulait y prendre toutes ses aises, ses compagnons se trouveraient indubitablement gênés et pressés les uns contre les autres. Ce qui fatigue par-dessus tout dans les wagons, c'est la mauvaise position dans laquelle on est forcé de rester, plusieurs heures de suite, sans pouvoir en changer, quelquefois même sans pouvoir remuer.

Et pourtant, quelques centimètres de plus dans la circonférence des wagons mettraient tout le monde à l'aise : on ne conçoit rien à une pareille économie. Les voyageurs ne pouvant y remédier, ils doivent s'entendre et s'arranger réciproquement, de manière que chacun souffre le moins possible.

Ceci ne s'applique pas aux wagons de première classe, où il n'y a place que pour huit personnes, tandis qu'on en entasse dix dans les autres wagons, dont les compartiments ne sont pas plus spacieux.

Dans les wagons de première classe, les places sont séparées par des appuis rembourrés, on dirait presque des fauteuils de salon; il y a des tapis plus ou moins chauds suivant les saisons, et ils sont chauffés l'hiver. Les voyageurs s'y trouvent d'ailleurs parfaitement garantis derrière leurs appuis matelassés; le confortable s'y trouve réuni à mille et mille commodités.

Mais si on a beaucoup fait pour les wagons de première classe, on s'est montré, en vérité, trop parcimonieux pour ceux de deuxième et surtout de troisième classe; dans les wagons de deuxième classe, il y a des coussins dont l'épaisseur laisse beaucoup à désirer, mais il y a des coussins; dans ceux de troisième, on ne trouve que des bancs durs comme le fer, et, pour peu que le voyage dure quelque temps, on arrive à destination moulu, brisé.

De plus, les wagons de troisième classe peuvent recevoir vingt, trente, même quarante voyageurs; il n'y aurait pas grand mal, si on était plus mollement assis, si on pouvait reposer et dormir autrement que sur des planches nues, si les procédés de ventilation laissaient moins à désirer. Mais, nous devons le dire, les administrations se sont montrées réellement trop inhumaines envers les voyageurs qui ne peuvent ou qui ne veulent payer que les wagons de deuxième ou de troisième classe. Nous savons bien que la différence de prix doit être mise dans la balance; toutefois, il est vivement à désirer qu'on se préoccupe un peu plus de la santé du plus grand nombre des voyageurs.

Certes, il y aurait folie à exiger que les compagnies s'imposassent des frais par trop onéreux; nous ne demandons pas pour les wagons de troisième classe le même luxe qu'on a prodigué pour ceux de première, nous ne réclamons que l'égalité relative. Mais, en notre qualité de médecin, nous avons dû faire des observations sérieuses dans nos voyages, et il en est résulté la conviction profonde que le système actuel des wagons doit être modifié, si on veut se conformer aux lois générales de l'hygiène publique.

Il reste peu de chose à faire pour les wagons de première classe ; mais, pour les autres, le public qui paye a le droit de réclamer beaucoup. Il est à espérer que les compagnies dont nous devons reconnaître et le zèle et la bonne volonté ne voudront pas rester dans un état d'infériorité vis-à-vis des autres branches du service public. Les chemins de fer sont encore dans la période de leur enfance, et, selon toutes les probabilités, dans quelques années, les wagons actuels paraîtront aussi vieux que les rares coucous qu'on s'étonne de trouver sur la route de Versailles. Ne demandons pas trop à qui est disposé à accorder ce qui est possible.

Félicitons les administrations de voies ferrées d'avoir réservé des wagons pour les dames qui voyagent seules. Cette mesure a une importance que nous n'avons pas besoin d'apprécier; mais pourquoi l'a-t-on restreinte aux wagons de première et de deuxième classe? Elle est tout aussi nécessaire, pour ne pas dire plus urgente, dans les autres compartiments, où les dames se trouvent encore plus exposées à une foule de désagréments. Il suffira de signaler cet oubli pour qu'il soit réparé.

Autre observation que nous avons faite au double point de vue de l'hygiène et de la sécurité des voyageurs. Pourquoi, au lieu d'établir des compartiments séparés par de fortes cloisons, n'a-t-on pas suivi le système américain, qui fait communiquer de nombreux wagons? L'air circulerait et se renouvellerait plus facilement, et les étranges assassinats qui ont fait tant de bruit dant ces derniers temps n'auraient pas eu lieu, parce que les meurtriers ne se seraient pas trouvés isolés avec leurs victimes.

Ces observations faites et soumises à qui de droit, nous rentrons strictement dans notre sujet.

Nous avons laissé le voyageur au moment où il vient d'entrer dans le wagon; il s'y est installé le plus commodément possible. Que lui reste-t-il à faire? A prendre patience et à passer son temps aussi agréablement que cela se pourra. Il est certaines précautions à prendre que nous devons indiquer.

Il est prouvé que l'air extérieur respiré le matin à jeun, en pleine campagne, surtout pendant qu'on est transporté rapidement, comme cela arrive en wagon, produit sur certaines organisations un effet tel, qu'on voit quelquefois des personnes éprouver un malaise, d'autres fois tomber en faiblesse; on pourra obvier à ces inconvénients en buvant ou mangeant un peu.

Il est des personnes qui ne peuvent supporter le mouvement d'une voiture et même du chemin de fer; elles éprouvent des nausées; elles doivent s'abstenir de manger et de boire, pendant tout le temps qu'elles auront à passer en chemin de fer.

Fort heureusement, ces organisations sont très-rares; le plus grand nombre des voyageurs, au lieu d'être incommodés par le chemin de fer, éprouvent un redoublement d'appétit et digèrent avec plus de facilité : nous conseillons à ces personnes si favorablement douées sous le rapport du tempérament de manger et de boire toutes les fois qu'elles auront faim et soif; elles devront pour cela s'approvisionner, si le parcours est long.

Les anciennes voitures publiques étaient mal fermées, pleines de jours et d'ouvertures; tous les vents s'y donnaient libre cours ; il n'en est pas de même des wagons parfaitement clos ; mais il s'y produit d'autres inconvénients dont nous aurons bientôt à parler.

Un autre point encore plus important et sur lequel nous ne saurions trop insister, c'est le soin qu'on doit mettre en voyage, à satisfaire aux besoins naturels. Nous savons que les dames surtout sont souvent victimes d'une fausse honte, qu'elles devraient surmonter dans l'intérêt de leur santé qui se trouve souvent grandement compromise.

On a vu des maladies incurables, et même mortelles, occasionnées pour avoir retenu trop longtemps son urine... Nos lectrices nous pardonneront la crudité de ces détails ; quand il s'agit de la santé, on ne saurait s'exprimer trop clairement, ni avec trop d'énergie.

Autrefois, dans les voitures publiques, on pouvait s'arrêter à peu près lorsqu'on voulait, et on n'avait qu'à prévenir le conducteur. Les voyageurs et voyageuses par chemins de fer ne doivent pas s'attendre à tant de complaisance : la locomotive une fois en mouvement, ne s'arrête qu'à des intervalles assez éloignés et qu'on nomme stations ; à certains endroits seulement, le temps d'arrêt est assez long pour se restaurer au buffet et satisfaire les besoins que nous venons d'indiquer. Les voyageurs et les voyageuses ne devront pas manquer de le mettre à profit, car ce délai perdu, on aurait à attendre beaucoup trop longtemps.

Tout voyage fatigue, cela est incontestable, et le chemin de fer produit peut-être plus de lassitude que les autres modes de locomotion. Donc le sommeil devient un besoin impérieux pour les personnes qui restent plus d'un jour en wagon. Les médecins et les physiologistes s'accordent à dire que le sommeil est un des moyens les plus efficaces de délassement que la nature nous envoie quand cela devient nécessaire; il ne faut donc pas lutter contre le sommeil, mais plutôt s'y livrer quand on voyage.

Il est sans doute très-agréable et souvent très-utile d'arriver promptement à sa destination, et sur ce point, les chemins de fer ne laissent rien à désirer ; mais avant de se mettre dans le cas de braver les fatigues d'un long parcours, il est prudent de faire des essais de quelques kilomètres; en effet, certaines personnes ne peuvent ni boire, ni manger, ni dormir, dans une voiture, quelque douce qu'elle soit, ni à plus forte raison dans un wagon ; ces personnes doivent par conséquent prendre d'autant plus de précautions que leur tempérament est plus délicat.

Nous ne saurions trop leur conseiller de ne s'écarter en rien de leurs habitudes, surtout lorsqu'elles com-

2.

mencent à voyager ; ce précepte est d'une plus grande importance qu'on ne se l'imagine ordinairement.

L'homme est un animal d'habitude ; pour lui, l'habitude est une seconde nature.

Pour ce qui concerne les repas, dont les heures sont, en général, très-dérangées, dans tous les voyages, on s'apercevra peu de ce dérangement si on a des provisions pour satisfaire son appétit toutes les fois qu'il se fera sentir.

Il y a des personnes qui dorment parfaitement et très-paisiblement dans les wagons. Nous connaissons une jeune dame, qui, sujette à de fortes migraines, avait presque perdu l'usage du sommeil ! Elle fut obligée d'accompagner son mari à Turin ; elle dormit, dix heures durant, dans son wagon, et depuis, comme le remède est aussi facile qu'il est agréable, elle en use fort souvent. Aussitôt que les premiers symptômes de migraine se manifestent, elle part pour Marseille, revient par Bordeaux, dort comme une bienheureuse, et l'insomnie disparaît pour plusieurs mois. Le cas nous a paru assez curieux pour être cité.

Les personnes qui ne peuvent dormir agiront prudemment, en ne prolongeant pas leur voyage au delà d'une journée, et surtout en s'abstenant de partir par un train de nuit ; avec les chemins de fer, on peut se donner ses aises beaucoup plus que du temps des voitures; on n'a que l'embarras du choix.

La conservation de la santé dépend de l'observation plus ou moins exacte du régime habituel. On comprendra que nous ne pouvons donner ici des détails circonstanciés sur les habitudes que chacun a contractées; ce que nous disons des habitudes essentielles doit s'entendre aussi d'une foule d'autres, dont l'énumération serait inutile autant que fastidieuse.

Nous aurons occasion de revenir sur ce sujet.

Il est d'autres prescriptions qui pourront paraître minutieuses, mais qui n'en ont pas moins d'importance; ainsi, aussitôt qu'on se sent échauffé par l'air chargé de vapeurs, dans des wagons fermés et pleins de voyageurs, il faut se hâter d'ouvrir les portières, en ayant le soin de laisser un côté fermé; on évite ainsi les courants d'air qui sont d'abord très-agréables, mais dont les effets peuvent avoir les suites les plus funestes. L'air ne se renouvelle pas aussi promptement de cette manière, mais on ne court aucun risque.

—Docteur, va-t-on nous dire, vous en parlez bien à votre aise.... Croyez-vous donc qu'il soit si facile de trouver toujours dans les wagons des personnes complaisantes et polies?

—Hélas! nous savons qu'on n'est pas toujours le

maître ; très-souvent, on se trouve, lorsqu'on voyage, en compagnie de gens qui ne sont jamais de l'avis des autres et qui ne se plaisent qu'à contrarier. Si vous avez trop chaud et si vous voulez ouvrir, ils s'y opposent et disent qu'il fait un froid glacial. Si vous avez froid et si vous désirez fermer, ils protestent qu'ils ne peuvent plus respirer et qu'ils vont s'évanouir. Il est impossible de les contenter ; ce sont de vrais fléaux dans un wagon. Comme il n'est pas rare de rencontrer toutes ces contrariétés réunies, nous conseillons aux personnes qui éprouvent souvent le besoin de respirer un air dégagé des miasmes des voyageurs réunis dans le même compartiment, de se placer vis-à-vis un des guichets qu'elles pourront ouvrir ou fermer à volonté. Il suffira pour cela de se placer dans un des quatre coins qui sont rarement tous occupés.

Encore un inconvénient à signaler : l'habitude de fumer s'est tellement répandue qu'on fume partout, même dans les wagons. Les vapeurs nauséabondes du cigare et surtout de la pipe incommodent beaucoup les dames, et il se trouve des personnes qui, faisant fi de la galanterie française, se livrent à leur détestable habitude avec une sorte de rage. Depuis quelque temps, les directeurs de compagnies ont coupé court à cet abus en assignant des wagons aux fumeurs. Les dames et autres personnes qui détestent la nicotine se trouvent désormais moins exposées à ce désagrément qui était souvent insupportable.

Si par hasard quelque fumeur effronté osait encore transgresser les règlements, nous leur conseillons d'imiter cette belle dame qui répondit à un fumeur qui lui demandait si le tabac ne l'incommodait pas :

—Monsieur, je n'en sais rien, car personne n'a encore osé fumer devant moi....

La leçon était bonne et le fumeur en profita; il est bon qu'elle soit renouvelée, s'il y a lieu.

III

Les voyages de plaisir. — Les voyages pour affaires. — Rôle différent de la médecine. — Quelle est la meilleure saison pour voyager. — Théorie du froid et du chaud. — Préceptes pour neutraliser les changements de température. — Théorie du vêtement appliquée aux voyages.

Il y a quelques temps, nous rencontrâmes dans un de nos salons les mieux fréquentés une dame avec sa fille, charmante demoiselle de dix-huit ans, un peu pâle, un peu maigre, mais adorable dans l'ensemble.

—Docteur, nous dit la mère, nous avons besoin de vos conseils et prescriptions.

—Madame, je suis à vos ordres.

—Nous partons demain matin pour les bains.

—Ces dames vont sans doute à Bade.

—Non, non, docteur, nous nous dirigeons vers les Pyrénées. Notre vieux médecin que vous connaissez a prescrit à Valentine les Eaux-Bonnes.

—Ne vous plaignez pas, madame, les Pyrénées ont des sites admirables et les environs des Eaux-Bonnes sont très-renommés.

—C'est égal, docteur, je préférerais aller vers le Rhin... mais la faculté en a décidé autrement. Puisque vous allez publier votre *Guide médical du voyageur*, vous voudrez bien nous donner un avant-goût de votre ouvrage, en nous indiquant le régime que nous devrons suivre.

— Madame, dans dix-huit heures vous serez à Pau, et de là aux Eaux-Bonnes, le voyage sera charmant. Je n'ai pas la moindre prescription à vous faire, et mes études spéciales ne sauraient s'appliquer qu'aux personnes qui voyagent habituellement et longtemps. Dix-huit heures ne suffisent pas pour porter la moindre perturbation dans les habitudes, surtout lorsqu'on voyage avec tous les agréments et toutes les commodités de la locomotion.

— Docteur, nous voilà donc privées de vos sages préceptes...

— Vous n'en avez pas besoin.

La mère et la fille sont parties et revenues, l'une émerveillée des régions pyrénéennes, l'autre parfaitement guérie de son indisposition. Elles n'avaient pas besoin de guide, le trajet était si court.

Mais s'il y a des personnes qui voyagent par plaisir ou accidentellement, on en trouve d'autres qui passent la moitié de leur vie dans les wagons ou dans les voitures publiques; nous voulons parler des voyageurs de commerce, classe un peu moins nombreuse et brillante qu'autrefois, mais toujours digne du plus vif intérêt; c'est à eux que nous adressons spécialement nos théories médicales appliquées à la locomotion.

A ces clients habituels des compagnies de chemins de fer, nous ne saurions trop recommander de suivre nos conseils, parce qu'ils trouveront beaucoup plus d'avantages que d'autres à s'y conformer.

— Combien de temps voyagez-vous tous les ans?... demandions-nous dernièrement au représentant d'une des premières maisons de commerce de Paris.

— Huit à dix mois, nous répondit-il; dix mois sans discontinuer.

— Toujours en chemin de fer?

— Presque toujours.

— Les chemins de fer vous semblent-ils préférables aux anciennes voitures?

— Oui, sous le rapport de la rapidité; nous allons à Marseille plus vite que nous n'allions autrefois à Orléans. Mais, sous beaucoup d'autres rapports, les vieux voyageurs regretteront toujours les diligences, surtout les voitures. Ah! docteur, vous ne sauriez vous imaginer le plaisir qu'on trouvait à voyager dans une voiture à soi; on partait à son heure, on s'arrêtait quand on voulait et où il vous plaisait de séjourner; on entrait triomphalement dans les petites villes et les bourgs, et les maîtres d'hôtels nous recevaient comme de grands seigneurs.

— A propos des hôtels, y a-t-il amélioration?

— On y trouve plus d'élégance, plus de luxe, mais le confortable n'a pas augmenté en proportion.

— Et la cuisine, est-elle en voie de progrès?

— La cuisine fait comme les autres choses : il y a plus d'étalage, de brillant que de réalité; on sert un plus grand nombre de plats, autrement préparés, mais en somme, on ne déjeune et on ne dîne pas mieux qu'autrefois.

— Et les appartements?

— Amélioration sensible, docteur; les lits, le linge, les accessoires pour la toilette, les soins qu'on reçoit, tout cela est mieux, beaucoup mieux.

— Suivez-vous au moins quelques règles d'hygiène, dans vos voyages?

— L'hygiène?... de quoi me parlez-vous donc?... est-ce que nous avons le temps de nous occuper de notre santé? nous avons continuellement la fièvre et ce sont les chemins de fer qui nous l'ont donnée.

— Et la vieille gaieté française, l'avez-vous conservée?

— La gaieté se meurt, la gaieté est morte; on chantait dans les diligences, mais on n'a pas même la velléité de fredonner dans les wagons; les sifflements de la locomotive ont remplacé les joyeux refrains.

— Vous êtes par trop pessimiste.

— Non, docteur, je suis vrai; d'ailleurs, pourquoi nous plaindrions-nous? Autres temps, autres mœurs; une nouvelle génération est venue, tout se modifie, et la médecine devra changer aussi.

Le vieux voyageur avait raison, les chemins de fer ont révolutionné non-seulement la mécanique, l'industrie, la locomotion, mais encore les mœurs et les habitudes; il est même à présumer qu'ils exerceront une très-grande influence sur le tempérament de la jeune génération qui est venue avec eux. Les médecins suivent d'un œil attentif ce nouvel ordre de choses; il ont déjà indiqué les règles fondamentales d'une autre hygiène, mais leurs préceptes étaient épars, et j'ai entrepris de les réunir autant pour ma propre instruction, que pour l'avantage de tous.

Ici se pose une question, que je vais essayer de résoudre, et qui m'a été souvent adressée.

Quelle est la meilleure saison pour voyager?

Toutes les saisons peuvent être propices, pourvu que les voyageurs prennent les précautions indiquées par l'hygiène générale. Cependant les froids excessifs et les chaleurs par trop grandes doivent être évités d'autant plus soigneusement qu'il est très-difficile, pour ne pas dire impossible, de s'en garantir complétement dans les wagons et dans les voitures.

Toute personne qui entreprend un voyage doit, à moins que ce voyage ne soit indispensable, s'assurer en consultant le baromètre et le thermomètre qu'il n'y aura pas de grandes pluies, ni grand froid, ni forte chaleur. Une température douce, comme celle du printemps et de l'automne, étant la plus favorable à la santé doit être choisie pour s'absenter de ses foyers.

Et pourtant, c'est dans les mois les plus torrides de l'année que l'élite de la société parisienne et des autres villes de France assiége en quelque sorte les gares des chemins de fer.

Les voyageuses ne sont pas très à plaindre et la médecine n'a pas beaucoup à s'en préoccuper; elles-mêmes, bien que délicates, ne prennent pas de grandes précautions, parce qu'elles savent que le voyage ne durera que quelques heures; qu'en partant le soir de Paris, elles arriveront le lendemain de bonne heure en Bretagne, en Normandie, à Bade, à Trouville, à Dieppe.

Nous conseillons toutefois à nos aimables émigrantes de voyager de préférence le jour, si le trajet qu'elles ont à faire peut s'accomplir en une journée, parce que la locomotion est beaucoup plus fatigante la nuit, qui doit être d'ailleurs consacrée au sommeil; or, toutes les personnes ne peuvent pas dormir en voiture, et, à plus forte raison, dans les wagons dont la trépidation et la succussion sont souvent très-gênantes. Une nuit passée sans sommeil est toujours fort désagréable, sinon préjudiciable, pour une jeune dame.

Partez donc par les convois du matin, si vous pouvez arriver le soir; au lieu de reposer dans vos hôtels de la grande ville, vous dormirez dans vos châteaux ou dans les appartements qu'on aura retenus pour vous, et la locomotion n'aura produit aucun effet sur votre beauté, à plus forte raison sur votre santé.

Mais le nombre des voyageurs qui peuvent prendre ainsi leurs aises est fort restreint; les autres, c'est-à-dire la grande majorité, n'ont ni le temps, ni les moyens de choisir; ils partent quand ils peuvent, ou plutôt quand ils sont forcés. A ceux-là, nous ne saurions trop recommander de se précautionner d'après la durée du voyage qu'ils ont à faire; ils trouveront plus loin quelques conseils dans le chapitre intitulé : *Comment il faut passer son temps en chemin de fer.*

Les variations de température sont un des mille désagréments qu'ont à supporter les voyageurs, et contre lesquels ils ne sauraient trop se mettre en garde. Par l'ancien système de locomotion, les variations étaient moins brusques, moins subites, parce qu'on voyageait beaucoup moins vite; aujourd'hui, les locomotives franchissent l'espace avec une rapidité telle, qu'en quelques heures on se trouve transporté dans une région plus chaude ou plus froide que celle qu'on a quittée.

Par exemple..., supposons qu'une personne quitte, vers le commencement de mars, Toulon, Marseille ou bien Nice, et se dirige sur Paris par train express. Que se passera-t-il? Cette personne, à mesure qu'on s'éloignera de la zone méridionale où le printemps commence déjà, éprouvera des sensations désagréables produites par les changements qui s'effectueront dans la température, à mesure que les wagons gagneront le nord. A Lyon, elle aura presque froid, et, en arrivant à Paris, elle trouvera très-souvent la neige ou le givre; elle aura donc passé par des épreuves qui pourraient porter de sérieuses atteintes à sa santé, si elle avait commis l'imprudence de rester avec les seuls vêtements qu'elle avait au départ.

Il y a un moyen très-efficace et toujours infaillible de neutraliser les variations de température, c'est d'étutier la théorie du vêtement, et d'y joindre la pratique.

Ainsi, à mesure qu'on passe d'une région chaude dans une région beaucoup plus tempérée, et de cette dernière dans une région froide, on doit se couvrir de manière à n'éprouver précisément aucune sensation de froid, ni de chaleur ; toutefois, il vaut infiniment mieux avoir chaud que froid, parce la chaleur n'est après tout qu'une incommodité, tandis que le froid est un tourment très-souvent insupportable.

Comment faut-il se vêtir en voyage ?

Commodément, chaudement ; en cette matière chacun est son meilleur guide, son plus fidèle conseiller, parce que chacun connaît son propre tempérament et doit savoir se conformer à ses habitudes qui deviennent des devoirs impérieux. La médecine a toutefois des préceptes qu'il importe de suivre, et que nous allons énumérer en les appréciant.

Il est démontré qu'en voyageant par chemins de fer, on subit très-souvent des variations de température de 12 à 15 degrés, et quelquefois plus. Ces variations, outre qu'elles sont généralement désagréables, peuvent devenir pernicieuses, si on ne se prémunit contre elles. Ainsi que nous l'avons déjà dit, le plus sûr moyen, c'est le vêtement.

Nous conseillons donc, surtout aux personnes nerveuses et souffreteuses, d'adopter, lorsqu'elles voyagent, des vêtements de laine, et de leur donner la préférence sur toutes les autres étoffes ; ces vêtements doivent être amples et légers ; ni trop étroits, ni trop larges, parce que la liberté des mouvements doit être complète dans les wagons et dans les voitures. Par une température ordinaire, on n'aura, de la sorte, ni chaud ni froid, et pour peu que les wagons soient convenablement aérés, on se trouvera garanti contre mille et mille sensations qu'il est prudent d'éviter.

Il faut se munir de vêtements supplémentaires tels que manteaux, capelines, couvertures pour les jambes et les pieds, afin de tenir les membres inférieurs à une température relativement élevée. Si le voyage doit se prolonger, on ne saurait trop se précautionner contre le froid aux pieds, surtout dans les wagons de deuxième classe, qui ne sont pas chauffés comme ceux de première pendant l'hiver. Dans les wagons de troisième classe, si incommodes et si accessibles à l'air extérieur, on ne saurait prendre trop de précautions contre le froid.

Ici nous devons parler de l'aération des wagons, tout

aussi importante que les soins qu'on doit donner aux vêtements. Les effets des courants d'air sont pernicieux et deviennent des causes malheureusement trop fréquentes de maladies, et, dans un wagon ou dans une voiture, il faut faire disparaître par tous les moyens, ces filets d'air fins et rapides qu'on a appelés à juste titre *vents coulis;* ils occasionnent, tous les jours, soit des rhumatismes, soit des maux de dents, des fluxions, des torticolis et souvent des rhumes très-dangereux. Les wagons sont mieux construits que les anciennes voitures, et, avec un peu de soin, on peut se garantir très-facilement de ces accidents, contre lesquels on ne saurait trop se tenir en garde.

Il se produit un phénomène tout contraire, si on laisse toujours les wagons hermétiquement fermés; en effet, l'air, n'étant pas aussi souvent renouvelé, s'empreint des vapeurs qui se forment et se condensent par la respiration de nombreux voyageurs enfermés dans un espace très-étroit : il se corrompt, et se convertit en gaz acide carbonique; il perd ses propriétés salubres, surtout son élasticité, au point qu'on ne peut respirer que très-difficilement.

Ces effets sont d'autant plus prompts que l'espace fermé se trouve plus petit et qu'il contient plus de monde. Il n'est pas rare de voir dans les wagons en-

3.

combrés de voyageurs des personnes délicates éprouver un malaise insupportable; elles tomberaient même en syncope, si l'on ne se hâtait de les transporter à l'air libre. Les personnes robustes éprouvent aussi les mêmes effets; seulement, elles peuvent résister plus longtemps.

De toutes les personnes qui nous liront, il n'en est pas probablement une seule qui ne se soit trouvée dans un wagon au grand complet! Au bout de quelques instants, elles ont éprouvé une chaleur plus ou moins ardente au visage, une douleur intense à la tête; la poitrine s'est trouvée embarrassée, la respiration pénible.

Aussitôt qu'on s'aperçoit de quelques-uns de ces effets, il faut faire ouvrir une des portières; on se sentira soulagé et rétabli instantanément.

On nous objectera que, dans les wagons, il se trouve des voyageurs qui, n'éprouvant pas les mêmes sensations, ne veulent pas les reconnaître chez les autres. Cela est vrai, mais lorsque ces sensations arrivent presque à l'oppression, nulle considération ne doit nous retenir; il faut ouvrir de force, puisque la santé se trouverait compromise.

Il y a deux ans, nous allions de Paris à Rouen en wagon de première classe; nous étions au grand complet. Une heure après notre départ de Paris, une jeune dame se plaignit de suffocations. Son mari qui l'accompagnait demanda s'il pouvait ouvrir pour donner un peu d'air. Un vieux monsieur s'y opposa avec une énergie brutale.

—Vous ne voulez pas que j'ouvre? demanda le mari... Voyez, ma femme est suffoquée.

—Monsieur, j'ai des rhumatismes. D'ailleurs, je ne permettrai pas qu'on ouvre la portière sous mon nez.

—Vous permettrez alors que je casse les vitres, s'écria le mari, et il lança le pommeau de sa canne contre la portière qui se brisa en éclats.

—C'est une infamie, fit le monsieur aux rhumatismes.

—Monsieur, ma femme avait besoin de respirer; d'ailleurs, vous connaissez le proverbe :— *Qui casse le verre le paye* : je payerai et tout sera dit.

Dès qu'on se sent incommodé par l'air chargé de vapeurs, il faut ouvrir les glaces et guichets; mais on doit bien se garder de tomber d'un excès dans un autre, en ouvrant les deux côtés du wagon, parce qu'on établirait des courants pernicieux.

Il faut se borner à ouvrir un seul côté, l'air se renouvellera moins promptement, mais on ne sera exposé à aucun danger. Un moyen beaucoup plus sûr de prévenir ces accidents, ce serait de tenir les wagons toujours ouverts. Dans les temps doux et calmes et à plus forte raison dans les temps chauds, rien de plus facile, parce que personne ne s'y oppose. Mais pour peu qu'il fasse froid ou du vent, et surtout la nuit, on ne se croit jamais suffisamment garanti de l'air extérieur qu'on a très-grand tort de redouter.

Aussi conseillons-nous aux personnes qui ne peuvent supporter longtemps l'air échauffé des voitures publiques de se placer près d'un des guichets dont elles ouvriront ou fermeront les carreaux à volonté. Dans les anciennes diligences, les coins étaient si recherchés qu'on les retenait plusieurs jours à l'avance. On ne peut guère prendre les mêmes précautions quand on voyage en chemin de fer; néanmoins, en arrivant à temps, il est presque toujours facile de se placer près des portières.

Dans une voiture quelconque, le but qu'on doit se proposer, c'est de se mettre à son aise; de cette manière, on s'apercevra moins de la fatigue, on n'aura point froid, surtout aux pieds. et on respirera toujours un air frais, sinon pur.

A ceux de nos lecteurs, ou à celles de nos lectrices qui trouveraient que nous entrons dans des détails par trop minutieux sur l'aération des wagons, nous répondons :

N'est-il pas vrai, qu'en entrant dans une voiture ou un wagon, où plusieurs personnes se trouvent entassées, surtout si l'air n'a pas été renouvelé depuis un certain temps, on éprouve une sensation très-désagréable? Qu'on est saisi, presque suffoqué par des émanations nauséabondes, surtout le matin, parce que, pendant la nuit, les lampes demeurant allumées, la chaleur qu'elles répandent contribue à vicier l'air.

Eh bien! les personnes enfermées dans ces compartiments ont fini par s'habituer à ces odeurs malsaines, après avoir lutté contre les premières impressions. Mais l'effet n'en est pas moins produit, et il en résulte toujours des incommodités, souvent des maladies.

Il vaut infiniment mieux respirer un air actif et par conséquent très-tonique, toutes les fois qu'on voyage, que rester plongé dans une atmosphère qui débilite les tempéraments les mieux constitués. Le matin surtout, il faut ouvrir les portières, parce que l'air est à ce moment plus pur et plus tonifiant. On fermera aussitôt qu'on aura ressenti les premiers effets de l'aération qui ne doit pas trop se prolonger, à moins qu'on ne soit dans la saison chaude, période où la température est la même partout.

Terminons ce chapitre sur l'aération par un fait que nous avons pu vérifier.

Un employé de chemin de fer nous disait un jour, après l'arrivée d'un train de Bordeaux :

—Je parie deviner dans quel wagon il y avait le plus de dames. Sentez plutôt.

Il s'échappait, en effet, du wagon, une odeur particulière.

—Je ne suis pas encore convaincu, répondis-je.

—Qu'à cela ne tienne, monsieur.... tenez, voici un des conducteurs, nous allons le consulter.

Il nous fut répondu, en effet, que le wagon désigné avait transporté quatre dames de Bordeaux et trois de Poitiers.

Ceci suffirait, au besoin, pour démontrer la nécessité de renouveler l'air dans les wagons, si cette précaution n'était pas prescrite par l'hygiène des voyageurs.

IV

Les chemins de fer et les Parisiens. — Campagnards. — Des
inconvénients de la villégiature. — Les négociants et les gens
d'affaires. — Les gares et les villas. — Les dangers de l'heure
fixe. — Longs voyages pénibles, surtout pour les dames. —
Moyens à employer contre la fatigue. — Le sommeil en chemin de fer, etc., etc. — La gaieté et ses bienfaits.

La villégiature a été de tout temps une des passions
des négociants et des gens d'affaires, qui ont cherché
et cherchent dans des villas plus ou moins spacieuses,
plus ou moins opulentes, des diversions à leurs occupations ordinaires. L'homme est ainsi fait, il cherche et
il adore ce qu'il n'a pas toujours à sa disposition, et,
tous tant que nous sommes, nous sacrifions un peu à
l'inconnu.

Ainsi les historiens de Tyr et de Carthage racontent
que les banquiers, armateurs et négociants de ces deux
grandes villes possédaient, dans les environs des palais,

de simples maisons de campagne, où ils allaient se délasser des fatigues et des tracas de la journée.

Les patriciens de Rome, les affranchis enrichis par des spéculations hasardeuses, les poëtes, comme les empereurs, éprouvaient très-souvent le besoin de s'éloigner de la ville éternelle, de s'isoler dans quelque coin du Latium ou de la Campanie. Les échos de Tibur ne semblent-ils pas retentir encore des joyeuses chansons d'Horace et de ses amis?

Au moyen âge, la villégiature devint impossible, à moins qu'on ne fût duc ou baron, avec un château fortement crénelé pour tenir les bandits à distance respectueuse. Mais aussitôt qu'il y eut un peu de sécurité, les bourgeois eurent des maisons de campagne, d'abord tout près des villes, dont ils n'osaient pas trop s'éloigner; ce ne fut que plus tard, à l'exemple de la noblesse qui vivait encore dans ses vieux manoirs, que la villégiature prit une plus grande extension. A dater de Louis XIV, elle se développa dans d'immenses proportions; les traitants, les financiers, les marchands, firent bâtir de riches maisons dont plusieurs attestent encore leur bon goût et leur fortune princière.

Depuis, tout le monde a voulu avoir sa maison de campagne; la villégiature s'est généralisée, mais en se rapetissant. Nos villas sont, pour la plupart, de mesquins pied-à-terre, si on les compare aux habitations des anciens fermiers généraux et des traitants.

Par les chemins de fer qui ont rendu les communications si rapides et si faciles, certains villages, qu'on considérait autrefois comme très-éloignés, sont devenus presque des faubourgs de la grande capitale. Aujourd'hui, non-seulement le banquier, mais même le courtier marron, les commerçants des rues Saint-Denis et Saint-Martin, tout comme les gentilshommes du faubourg Saint-Germain et les millionnaires de la Chaussée-d'Antin, font construire, achètent ou louent des maisons de campagne. Les travailleurs eux-mêmes, depuis la démolition des anciens quartiers, ont émigré dans la banlieue, parce qu'ils ne peuvent pas se loger dans le Paris nouveau.

Eh bien! toutes ces personnes appartenant aux diverses catégories sociales encombrent, le matin et le soir, les gares des chemins de fer. Banquiers, commerçants, petits bourgeois, ouvriers, partent par les premiers trains, afin d'arriver à Paris à l'heure voulue pour leurs affaires ou leurs travaux.

Il en résulte une foule d'inconvénients qui peuvent dégénérer en accidents pour la santé de ces voyageurs de chaque jour, s'ils ne prennent pas certaines précautions pour se garantir.

D'abord, le chemin de fer, beaucoup plus ponctuel et moins patient que la voiture publique, n'attend jamais : il part quand même, car, pour lui, les minutes sont des heures ; les voyageurs le savent par expérience, et ils devraient arriver à la station au moins dix minutes avant le train qui doit les emporter. Mais il en est un certain nombre qui prétendent qu'ils arriveront assez tôt et qui ne quittent le domicile qu'au dernier moment. Ils arrivent en effet, mais il a fallu se presser extraordinairement, de sorte qu'en se plaçant dans les wagons ou en montant sur les impériales, ils sont essoufflés, quelquefois inondés de sueur.

Le train part, l'air du matin est vif et la rapidité du convoi établit de très-forts courants. Plusieurs de nos voyageurs retardataires, s'ils ne se trouvent pas dans des wagons fermés, sont saisis par la vivacité de la ventilation, et courent grand risque de s'enrhumer, trop heureux s'ils ne sont que courbaturés.

Au départ du soir, mêmes scènes, mêmes inconvénients, surtout pendant les chaleurs de l'été. Les personnes riches arrivent dans leurs voitures et tout va pour le mieux : mais les petits commerçants, les employés, les ouvriers, doivent faire le trajet à pied. Les compagnies ont établi, il est vrai, plusieurs lignes d'omnibus qui transportent à prix très-réduits, comme nous l'avons déjà dit, de tous les points de Paris aux gares les plus éloignées, mais ces omnibus ne peuvent pas suffire, pour le nombre de jour en jour plus grand de voyageurs, et il faut de plus se trouver aux endroits où ils stationnent ou se tenir sur leur parcours, sans avoir la certitude d'y trouver place.

Donc, le soir, presque tous les voyageurs arrivent à pied, plus essoufflés encore que le matin, et se précipitent vers les wagons avec autant d'ardeur que s'il s'agissait de monter à l'assaut; la locomotive siffle et s'élance, on se trouve de nouveau exposé à une ventilation démesurée, et le plus souvent le trajet est d'une demi-heure ! C'est beaucoup plus qu'il n'en faut pour compromettre sa santé, quelquefois d'une manière très-grave.

Ces émotions si souvent répétées, ces courses folles, doivent être évitées soigneusement par les personnes qui jouissent d'une santé parfaite, et à plus forte raison par celles qui sont souffreteuses ou malades; car, pour elles, les accidents prendraient un caractère des plus alarmants.

Nous ne saurions trop recommander aux voyageurs des environs de Paris d'observer rigoureusement nos prescriptions, parce que le danger se renouvelant régulièrement deux fois par jour, il y aurait démence à le braver aussi souvent. Il est si facile de l'éviter en partant un quart d'heure ou une demi-heure à l'avance, si on n'a pas de voiture ou si on n'a pas recours aux omnibus. On arrivera sans être impressionné, soit par la crainte de se trouver en retard, soit par la fatigue d'une marche forcée.

Nous conseillons aussi aux campagnards qui partent le matin, de ne pas sortir à jeun, de prendre du café, du thé, du bouillon, du chocolat, chacun se conformant en ceci, tant à ses goûts qu'à ses besoins qui lui seront suffisamment révélés par son estomac.

Il serait superflu d'insister sur ce point : nous dirons seulement que, si la prudence est nécessaire aux hommes, elle est beaucoup plus indispensable aux dames, dont la constitution beaucoup plus délicate résisterait plus difficilement aux émotions et aux fatigues d'une marche forcée pour arriver à heure fixe. Celles qui habitent des villas ne viennent pas tous les jours à Paris, comme leurs maris ; mais un seul voyage accompli dans les conditions anormales que nous signalons suffirait pour compromettre leur santé.

Quant aux dames qui ont de longs parcours à faire en chemin de fer, les prescriptions hygiéniques sont d'une autre nature. En effet, un voyage aux environs de Paris ne saurait les fatiguer, parce que, à peine installées dans les wagons, elles arrivent à destination. Il n'en est pas de même des parcours qui durent quelquefois quarante-huit heures ; c'est beaucoup trop fatigant pour elles, parce que la trépidation et la succussion leur causent des impressions toujours désagréables.

La *trépidation* est ce mouvement particulier aux chemins de fer et qui ne saurait mieux se comparer qu'à celui du crible dont on se sert pour purifier le blé. Les effets de la trépidation se font sentir même sur les marchandises liquides, et on assure que les vins de Bordeaux, qui se bonifient sur mer et même dans les voitures ordinaires, se détériorent souvent, perdent même leur qualité par les chemins de fer, surtout si les trains vont à grande vitesse.

La *succussion* n'a lieu que lorsque la locomotive ou les wagons rencontrent un obstacle quelconque sur les rails, et cela arrive presque toujours à l'entrée en gare et à tous les endroits où se trouvent des aiguilleurs.

Les dames enceintes doivent s'abstenir de longs voyages sur les voies ferrées, principalement pendant les derniers mois de leur grossesse. Ce genre de locomotion les fatigue même lorsqu'elles jouissent d'une santé parfaite, à plus forte raison, si elles se trouvent dans un état intéressant.

Y a-t-il des moyens d'éviter la fatigue, ou, du moins, d'en diminuer les effets?

Oui, et de simples prescriptions d'hygiène élémentaire suffisent.

Elles devront d'abord s'entourer, sinon s'approvisionner de quelques-uns des objets les plus nécessaires à l'entretien et à la conservation de leur santé.

Quels que soient les climats qu'elles auront à parcourir, elles auront à se pourvoir contre le froid ou les incommodités de la chaleur. Les locomotives vont si vite, qu'en quelques heures on peut éprouver les impressions d'un froid très-piquant et d'une température étouffante; on doit se mettre à l'abri de ces transitions subtiles, toujours nuisibles à la santé, lorsqu'on n'y est pas accoutumé.

Les dames qui entreprennent un long voyage ont donc à se pourvoir d'habits de différentes saisons, et comme on court infiniment moins de risques d'avoir trop chaud que trop froid, les habits de laine doivent être préférés : la laine est l'étoffe de toutes les saisons, de tous les climats.

Dans les wagons de deuxième classe qui ne sont pas chauffés, les dames auront grand soin, pendant l'hiver, de se munir de chaufferettes, parce que le froid aux pieds, dans certaines circonstances, peut leur occasionner des révolutions funestes. Ces précautions si simples, et pourtant si utiles, amoindriront pour elles la fatigue du voyage, qui pourra être impunément bravée, si elles jouissent d'une santé parfaite, si elles ont, comme on dit, le tempérament bien dispos.

En entrant dans un wagon, une dame doit se dire :

Ceci est un salon ou une chambre..., et prendre ses dispositions pour s'y trouver parfaitement à l'aise.

Elle doit savoir, pour peu qu'elle ait déjà voyagé, s'il lui est indifférent ou bien désagréable de se trouver assise dans un sens opposé à la marche du train. Il y a des personnes chez qui le mouvement d'une voiture et même des wagons produit à peu près les mêmes effets que ceux que l'on éprouve sur un vaisseau. A peine sont-elles entrées qu'elles se sentent des nausées.

On ne saurait trop recommander à ces tempéraments délicats de prendre toutes les précautions imaginables. Nous conseillons donc de ne pas s'asseoir dans un sens opposé à la marche du train, si cette position est par trop insupportable; il se trouve presque toujours dans le même wagon des personnes pour qui il est indifférent de se trouver placé en avant ou en arrière : elles s'empresseront d'accéder aux désirs qui leur seront manifestés, ne fût-ce que par politesse.

Pour ce qui concerne la ventilation dont nous avons

déjà parlé, il ne faut pas craindre un air actif et tonique, bien que les premières impressions n'en soient pas toujours très-agréables. Nous avons dit qu'il faut bien se tenir en garde contre les courants, vulgairement désignés sous le nom de *vents coulis*. Mais on ne doit pas tomber dans les excès contraires, en laissant les wagons trop longtemps fermés. Nous savons bien que les dames ont moins besoin d'air que les messieurs, surtout quand elles sont jeunes, parce que leur respiration est plus lente et plus douce ; mais l'acide carbonique qui se produit dans les voitures ou wagons trop longtemps fermés ne leur serait pas moins funeste que les miasmes qui s'accumulent d'autant plus vite, que l'espace fermé est plus petit et qu'il contient plus de monde.

Donc, il faut, quand on voyage, se placer le plus commodément possible et prendre toutes les autres précautions que nous venons d'indiquer. Ce n'est pas par plaisir que nous entrons dans tous ces détails si minutieux, et nous aimerions infiniment mieux nous réfugier dans les pittoresques régions de la fantaisie. Mais nous voulons par-dessus tout être utile, et pour arriver plus sûrement à ce but, nous ne devons reculer devant aucune explication, si vulgaire qu'elle soit.

Il y a une autre chose infiniment importante dans

tout voyage, quel qu'en soit l'objet ou la cause déter-
minante : c'est que la gaieté vienne en charmer tous
les instants.

La gaieté n'est-elle pas la compagne fidèle et pour
ainsi dire inséparable de la santé? Tous les médecins
admettent ce précepte vieux comme le monde :

> Sans santé,
> Pas de gaieté.

Nous dirons nous :

> Sans gaieté,
> Pas de santé,

parce que les personnes trop accessibles à la tristesse,
même à la simple mélancolie, sont naturellement sujettes à mille maladies ou incommodités particulières.

Mais si la gaieté est bonne, agréable en tout temps et
en tout lieu, elle devient nécessaire pour les personnes
qui voyagent.

Avec un peu de gaieté, on voit tout en rose, au lieu
de le contempler en noir. Les heures s'envolent aussi
rapidement que les objets qui passent sous les yeux.

La gaieté embellit les routes, elle adoucit ce qu'on y
rencontre de rude et de fatigant; les arbres des forêts
jusqu'aux plantes et aux herbes qui croissent au-dessu

des rails mordus par la locomotive prennent un aspect féerique, si on les voit avec le prisme de la gaieté !

—Mais, va-t-on nous dire, n'est pas gai qui veut, et toute personne, même à l'état de santé parfaite, a ses moments de tristesse ou de mélancolie.

Cela est vrai, la tristesse est un des nombreux vers rongeurs de la nature humaine.

Il faut donc saisir la gaieté toutes les fois qu'elle se présente, l'accueillir dans celui dont elle forme l'heureux caractère, la fêter partout où elle se rencontre.

Si vous l'avez pour compagne de voyage, vos idées seront beaucoup plus claires, plus saines, plus justes, et vos observations plus intéressantes; vous en aurez meilleur appétit et vous digérerez sans difficulté, même en chemin de fer, où vous n'éprouverez pas ces affreuses nausées si redoutées des dames.

Lorsque la nuit sera venue, on se sentira doucement prédisposé au sommeil. O gaieté, que de bienfaits tu répands, que de jouissances tu procures !

Aussi, vous qui voyagez souvent, fuyez comme pestiférées les personnes qui sont tristes et qui, non contentes de s'ennuyer partout où elles se trouvent, sont pour les autres une cause d'ennui. La tristesse devient contagieuse; c'est un poison qui se répand sur toutes les personnes qui ont la mauvaise chance de trouver des compagnons de voyage mélancoliques ou atrabilaires.

La tristesse est un fléau : semblable à ces vents du désert qui dessèchent et frappent de mort tout ce qui a vie sur leur passage ; elle tue jusqu'à l'amabilité, jusqu'à l'enjouement de la jeunesse.

Si on a le bonheur de conserver sa gaieté propre et de trouver le même caractère chez ses compagnons de voyage, le parcours sera une partie de plaisir et on dormira dans les wagons aussi bien que dans son lit.

Le sommeil en chemin de fer est-il donc calme et réparateur? Non, mais il est de tous points et sous tous les rapports préférable à la veille trop prolongée. D'ailleurs, dans les wagons si moelleux de première classe, il est si facile de prendre une position très-commode pour dormir, surtout si le nombre des voyageurs n'est pas au complet.

L'hiver dernier, nous partions en train express pour Périgueux, nous n'étions que trois dans le wagon, dont une dame. A la station d'Étampes, cette dame nous dit :

— Messieurs, avec votre permission, je vais dormir; je vous préviens que je ne ronfle jamais.

Elle prit deux coussins, s'en fit un matelas et un oreiller, et, quelques instants après, elle était profondément endormie. Elle ne s'éveilla ni à Orléans, ni à Limoges, et, au moment où nous entrâmes dans la gare de Périgueux, à dix heures du matin, elle ouvrit ses deux jolis yeux, nous regarda d'abord d'un air très-étonné, se leva précipitamment, mit la tête à la portière, et s'écria, avec une joie enfantine :

— Grand Dieu ! nous voilà à Périgueux, et j'ai dormi tout le temps ; au moins, messieurs, je n'ai pas ronflé ?

— Nous entendions à peine le souffle de votre respiration.

— Je me sens admirablement reposée; lorsque j'aurai des insomnies, je ferai un voyage en chemin de fer....

Malheureusement, dans les wagons de deuxième classe et surtout dans ceux de troisième, il est impossible de s'arranger aussi commodément; on peut y dormir comme dans les anciennes voitures, mais le sommeil est d'autant plus fatigant, que la position qu'on est obligé de prendre est plus pénible. Dans ces cas-là, il vaut mieux lutter contre le sommeil que s'y livrer, à moins qu'on ne soit doué d'un de ces heureux tempéraments qui permettent de trouver partout un sommeil réparateur.

V

Comment on doit employer son temps en chemin de fer. — La lecture. — La conversation. — Le repos. — La nourriture en voyage. — Les anciens hôtels et les buffets.

Il est admis et reconnu par toutes les personnes qui se sont occupées de recherches sur l'hygiène générale que si l'on veut réellement profiter d'un voyage qu'on fait pour s'instruire, s'amuser, ou bien pour ses affaires, il faut s'assurer préalablement que l'on jouit d'une santé à peu près parfaite. La locomotion, le déplacement, le changement dans les habitudes, occasionnent une perturbation et des fatigues qu'on ne saurait braver sans danger, si toutes les parties du corps ne sont pas dans une harmonie plus ou moins complète, dans l'exercice de toutes leurs fonctions.

C'est principalement sur l'estomac que l'observation doit se porter; en effet, quand on voyage, on n'est pas

4.

toujours dans le cas de pouvoir choisir ses aliments, de sorte que si les voies digestives se trouvent même légèrement affectées, on s'expose non-seulement à des malaises, mais encore à des souffrances intolérables.

Autrefois, on faisait d'amples provisions d'aliments, et les voitures publiques, à certaines heures de la journée, ressemblaient à des restaurants ambulants. Aujourd'hui que les voyages s'accomplissent avec une rapidité infiniment plus grande, nous n'avons plus recours aux procédés qu'employaient nos pères ; pourquoi s'approvisionnerait-on pour Bordeaux, puisqu'on est sûr d'y arriver avant l'heure habituelle où l'on prend son repas du matin? Mais ceci ne s'applique qu'aux voyages par trains express, et comme cette voie, d'ailleurs beaucoup plus coûteuse, n'est pas celle qu'on prend le plus communément, nous devons prémunir la majorité des voyageurs contre des inconvénients qu'il leur sera très-facile d'éviter, du moment où ils les connaîtront.

Plusieurs des personnes qui nous liront ont voyagé par les anciennes diligences et ont gardé bon souvenir des plantureux hôtels où on trouvait des festins qui rappelaient *les noces de Gamache*. Les conducteurs, ordinairement intéressés à l'exploitation de ces entreprises culinaires, vous déposaient à heure fixe devant des salles à manger où on trouvait tous les produits, toutes les primeurs des contrées voisines. Le plus souvent, on vous accordait une heure et même plus pour dîner, et puis on remontait dans la diligence, parfaitement repu, et tout allait pour le mieux, lorsque les maîtres d'hôtels exerçaient leur ministère en tout honneur et conscience.

Les routes de Paris à Lille, à Rouen, à Bordeaux, à Toulouse, à Marseille, à Lyon, avaient chacune leurs hôtels renommés où les chaises de poste s'arrêtaient de préférence, où les diligences débarquaient deux fois par jour leurs cargaisons de voyageurs. C'était comme des oasis au bord de la voie poudreuse ; ces hôtels et la race si nombreuse des postillons ont complétement disparu, à mesure que la France s'est trouvée sillonnée de chemins de fer.

Par le fait, il ne reste plus aux personnes qui ont faim, plusieurs fois la journée, d'autre ressource que les buffets.

Un buffet, pour toutes les personnes qui ont fait quelques voyages en chemin de fer, est une sorte de café-restaurant établi de loin en loin, aux gares principales : on peut y prendre des potages, des viandes froides ; on pourrait, jusqu'à un certain point, s'y restaurer d'une manière convenable, si les trains s'arrêtaient assez longtemps. Mais le délai accordé ne dépasse guère vingt minutes, pendant lesquelles on a très-souvent à satisfaire d'autres besoins que ceux de l'estomac.

Les voyageurs et voyageuses affamés se précipitent, courent, s'emparent de ce qui se trouve à leur portée, payent sans faire la moindre observation ; ils mangent ou plutôt ils dévorent, et ne font pour ainsi dire que se lester, et la digestion étant en général favorisée par le mouvement, il arrive presque toujours qu'elles ont appétit beaucoup plus tôt qu'à l'ordinaire.

Il est prudent de se tenir en garde contre ces désirs immodérés de manger, et d'éviter le moindre excès, parce que la trépidation produit des effets désastreux chez les voyageurs novices ; de plus, l'immobilité qu'on est contraint de garder tout le temps qu'on reste dans les wagons, contrarie très-souvent la digestion. On doit donc, surtout dans les repas qu'on prend aux buffets, se montrer d'une sobriété extrême, ne prendre que le nécessaire ; mieux vaut, dans ces circonstances exceptionnelles, ne pas satisfaire son appétit, que s'exposer à des perturbations qui peuvent engendrer des gastralgies ; un bouillon, une petite portion de viande rôtie sont plus que suffisants.

Il est peu de personnes qui s'habituent à manger ainsi

à la hâte, et les voyageurs de profession peuvent seuls s'exposer à ces accidents gastronomiques. Il y a, comme on dit, certaines grâces d'état, et le corps, comme l'esprit, finit par s'habituer à tout. Mais, si on voyage rarement, et à des intervalles éloignés, on doit, autant que possible, rester fidèle à son régime habituel.

Nous pouvons indiquer un moyen pratique, qui facilitera le maintien des habitudes domestiques. Ce moyen est bien simple, et tout le monde peut en user. Il consiste à s'approvisionner d'aliments pour toute la durée du parcours, qui, ordinairement, n'est pas très-long, à emporter de sa cuisine des viandes mieux préparées que celles qu'on trouverait aux étalages des buffets.

Si on ne veut pas se donner les embarras de cet approvisionnement, on pourra prendre aux gares où on s'arrête, soit des viandes froides, soit des gâteaux, des fruits et du vin, et se livrer tranquillement, dans les wagons, aux plaisirs de la gastronomie, en prenant son temps et ses aises.

Quant aux voyageurs qui ont des maladies chroniques, nous devons supposer qu'ils emportent avec eux ce qui leur est prescrit comme nécessaire par les médecins qui les soignent ordinairement ; ceux qui sont sujets à des affections qui reviennent souvent, comme la migraine, les rhumatismes, la goutte, etc., se munissent des remèdes dont ils ont fait usage chez eux, et d'après les prescriptions qui leur ont été données.

Supposons que nos voyageurs et voyageuses sont bien approvisionnés, et qu'ils ont pris toutes les précautions nécessaires pour obtenir dans les wagons une place convenable, cela ne suffit pas. Les voilà partis avec le train, mais comment passeront-ils leur temps, pendant toute la durée du parcours ?

Grave question, plus grave qu'on ne saurait le supposer, puisqu'il ne s'agit de rien moins que de chasser la tristesse, car on peut appliquer aux wagons ces vers de Boileau, sur le cavalier qui va courir pour se distraire :

> En vain monte à cheval pour tromper son ennui,
> Le chagrin monte en croupe et galope avec lui.

L'ennui, sinon le chagrin, monte avec nous dans les wagons et défie la rapidité de la locomotive. Il s'agit donc d'indiquer des moyens de passer le temps le plus gaiement possible. Ces moyens sont nombreux : nous nous bornerons à indiquer les principaux et les plus efficaces.

D'abord, ainsi que nous l'avons déjà dit, toute personne qui voyage doit faire ample provision de gaieté, de contentement et de belle humeur ; on est sûr, en agissant ainsi, de contenter tout le monde et soi-même, parce que tout le monde aime la gaieté, du moins chez les autres.

Les dames sujettes à la migraine choisiront, pour voyager, les jours où elles n'ont pas à redouter cette affection, insupportable pour leurs voisins, beaucoup plus que pour elles-mêmes.

Ceci ne constitue pas, d'une manière bien précise, l'emploi du temps en chemin de fer.

Qui emploie bien son temps vit trois fois, dit un proverbe.

Dans les wagons, il s'agit moins d'utiliser que d'oublier agréablement les longues heures qu'on est forcé de passer dans ces prisons roulantes.

Les hommes s'occupent de leurs affaires, lisent les journaux ou parlent de politique : cela n'est pas très-récréatif, mais on y trouve des distractions parfois suffisantes.

Les dames n'ont généralement pas d'affaires bien sérieuses à conclure ni à traiter. Elles voyagent par plaisir, par curiosité, ou pour cause de santé. Dans ces trois cas, elles ont également besoin de distractions.

Le meilleur moyen de s'en procurer d'agréables est, à notre avis, la conversation qui a des charmes très-grands chez presque toutes les femmes, jeunes ou vieilles, car l'âge n'y fait rien et un peu d'esprit suffit.

Depuis que les compagnies ont réservé aux dames un certain nombre de wagons où le sexe barbu n'est admis sous aucun prétexte, les voyageurs peuvent plus facilement se créer des relations plus ou moins intimes. Si la compagnie leur fait défaut, il leur reste la ressource de la lecture.

On a publié, dans ces dernières années, un très-grand nombre de *Guides*, où l'on trouve les renseignements les plus précis, les plus curieux sur les localités que traversent les voies ferrées. On peut, avec les secours de ces livres dont l'utilité n'est pas assez appréciée, étudier l'histoire des diverses contrées de l'Europe, tout en voyageant avec la rapidité de la vapeur. Et qu'on ne s'y trompe pas : les choses ainsi étudiées se gravent d'autant plus profondément dans la mémoire qu'on a le plus souvent sous les yeux le théâtre des événements dont on lit le récit.

Oui, la lecture est un moyen très-efficace, non pas de *tuer le temps*, comme on dit vulgairement, mais de le mettre à profit pour l'esprit autant que pour le cœur. Aussi désirerions-nous que, dans nos wagons, il y eût comme en Amérique, sinon des bibliothèques, du moins des cabinets de lecture, où on trouverait moyennant rétribution, les publications les plus récentes, les livres les plus utiles, les plus instructifs, les plus agréables ; il en faudrait pour tous les besoins et pour tous les goûts.

Une autre réforme que nous signalons à l'attention des compagnies, au double point de vue de la sécurité et de l'hygiène publique, ce serait de disposer les wagons de manière à les faire communiquer ensemble : l'aération serait plus prompte et plus facile et des assassinats tels que celui de M. Poinsot deviendraient à jamais impossibles.

Mais, n'allons pas oublier que nous avons entrepris un simple guide hygiénique du voyageur en chemin de fer, et non un cours de technologie. Restons donc dans les limites de notre sujet, d'ailleurs assez vaste et assez intéressant pour nos recherches et observations.

Après la lecture et la conversation, il ne reste guère, pour employer utilement ou agréablement son temps, que le repos... Nous disons le repos, et non pas le sommeil.

Dans les heures de repos, les voyageurs restent plongés dans cette demi-somnolence qui n'exclut pas une certaine activité d'esprit et lui laisse même toute sa force d'intuition et de réflexion. Les voyageurs, dans ces moments, se trouvent à l'état que les Italiens ont si bien désigné sous le nom de *far niente;* ils n'agissent pas, ils ne se fatiguent point et ils ne sont pas complétement inoccupés. Leur imagination travaille, mais sans la moindre contrainte ; elle se laisse aller à tel ou tel courant d'idées qui l'entraîne. Ce n'est pas le grand jour de la pensée ; mais on n'est point plongé dans les ténèbres de l'inaction intellectuelle. Tels ou tels objets qui passent sous les yeux suffisent pour réveiller l'imagination. C'est la rêverie avec sa douce quiétude, avec ses petites joies et ses demi-tristesses, qui forment ordinairement son poétique cortége.

Eh bien, cet état de repos ne saurait exister pour le voyageur en chemin de fer, s'il n'a pris les précautions que nous venons d'indiquer. Il importe par-dessus tout qu'il soit très-sobre, très-circonspect sur le choix aussi bien que sur la quantité des aliments.

Ainsi, à peine a-t-il pris son repas, qu'il faut qu'il remonte en wagon, ce qui ne saurait convenir à tout le monde. Cependant, si l'on jouit d'une bonne santé, et si l'on n'a pas trop mangé, il arrivera le plus souvent que la trépidation et la succussion, loin de nuire à la digestion, ne feront que la faciliter, et elle s'opérera sans qu'on s'en aperçoive; on éprouvera même le bien-être, la douce chaleur qui surviennent lorsque l'estomac, par son travail mystérieux, répare les pertes qu'ont pu faire les autres parties du corps.

Mais si on est mal disposé, ou si l'on a bu et mangé au delà de la quantité dont on avait besoin, les mouvements des wagons agissant sur l'estomac, qui se trouve dans une tension douloureuse, peuvent exciter des maux de cœur, le vomissement, des crampes, etc. Il est donc de la plus grande importance que le voyageur en chemin de fer s'observe à table, surtout s'il a l'estomac dérangé, même simplement fatigué. Ceci s'adresse spécialement aux dames, dont les facultés digestives sont ordinairement moins développées que chez l'homme.

Il y a des personnes que toute espèce de mouvement, même celui de la promenade à pied, importune, dérange, tourmente après le repas, et qui sont forcées de rester dans un repos absolu, pendant deux ou trois heures.

Eh bien, ces personnes par trop délicates ne sont point faites pour voyager, surtout dans les wagons, dont on ne saurait régler la marche au gré de tels ou tels voyageurs. Cependant, j'ai vu de ces personnes nerveuses, impressionnables au plus haut degré, qui, avec la simple précaution de ne pas manger autant qu'à l'ordinaire, passaient assez bien le temps en chemin de fer.

Je conseille donc à toutes celles qui sont dans le même cas de recourir au même moyen, qui ne peut manquer de réussir ; quant à celles qui sont tellement délicates, qu'en voiture, elles ne peuvent rien garder de ce qu'elles ont mangé, elles doivent, autant que possible, s'abstenir de voyager, parce que, si elles s'obstinaient à braver certains accidents, il pourrait en survenir de graves perturbations.

Heureusement, ces constitutions frêles et délicates sont très-rares ; le plus grand nombre des voyageurs, au contraire, est peu sensible au mouvement des wagons ; ce mouvement, au lieu de troubler leur digestion, la facilite. Voilà véritablement les gens qu'il faut en voyage. Il s'en trouve qui, habitués à ne prendre qu'un repas par jour, ne peuvent plus user de ce régime dès qu'ils sont en voyage ; le mouvement et le changement d'air continuels donnent à leur estomac une activité inaccoutumée, et l'appétit se fait sentir, même à des heures auxquelles ils ne devaient pas l'attendre.

Je conseille, je prescris à ces personnes de manger toutes les fois qu'elles auront faim , sans avoir égard , le moins du monde, à leurs habitudes antérieures. Or, comme en chemin de fer on ne s'arrête que très-rarement, et que les buffets sont très-souvent mal approvisionnés, et que d'ailleurs on ne vous donne qu'un quart d'heure au plus, je conseille à ces mêmes personnes de s'approvisionner des aliments et boissons qui leur conviennent le mieux : cet approvisionnement est d'une nécessité d'autant plus absolue, qu'il est de la plus grande importance de satisfaire l'estomac, aussitôt qu'il fait sentir le besoin de manger.

Un autre point sur lequel nous ne saurions trop insister, puisqu'il s'agit du repos, c'est de se placer dans les wagons aussi commodément que possible, toutefois sans empiéter sur les droits et sur les aises de ses voisins. Une position tant soit peu pénible suffit, ainsi que nous l'avons déjà dit, pour rendre le voyage extrêmement désagréable pendant plusieurs heures. Entre gens bien élevés, il est très-facile de s'entendre, et d'ailleurs, comme chacun est intéressé à s'installer commodément, les transactions sont d'autant plus faciles, qu'il est des personnes qui se trouvent bien et reposent n'importe à quelle place.

Duplanil, qui écrivait au commencement du siècle, parle d'une jeune fille de douze à treize ans, grande, bien faite, vive, alerte et assez jolie, qui de sa vie n'avait été déshabillée et ne s'était mise au lit.

Sa mère, femme assez singulière, l'avait habituée à dormir toute parée, partout où elle se trouvait. Elle dormait dans le salon, au milieu de la compagnie, quelque nombreuse et bruyante qu'elle fût ; il lui suffisait d'être retirée dans l'embrasure d'une croisée ou dans l'angle d'une chambre. Là, sur une simple chaise, elle goûtait les douceurs du sommeil le plus paisible; si elle trouvait un canapé, un lit, un fauteuil, elle ne refusait pas de s'y jeter, mais elle disait se trouver tout aussi bien sur une chaise.

Elle ne paraissait pas donner la moindre préférence à des endroits retirés; on la trouvait partout, mais le soir principalement dans la salle à manger, cela n'empêchait ni les domestiques d'y mettre le couvert, ni sa famille d'y souper gaiement.

Elle dormait dans le boudoir, dans l'antichambre, dans le jardin : réduite, à cet égard, à l'instinct des animaux, elle dormait quand elle avait besoin de sommeil. En général, elle dormait à deux reprises différentes dans les vingt-quatre heures et très-longtemps. Elle n'en était ni plus grasse ni moins active.

Elle déplaisait généralement; aussi ne prenait-elle que peu d'intérêt à ce qui l'environnait. Elle ne lisait et ne travaillait que la nuit, quand, après avoir dormi tout le temps qui lui était nécessaire, elle se trouvait dans l'impossibilité de faire autre chose par l'absence du jour; elle avait, pour la toilette, un dégoût presque absolu, à moins qu'on ne lui proposât quelque ajustement plus élégant et surtout nouveau.

Certes, voilà une fille qui se serait très-bien accommodée de nos chemins de fer; mais c'est une exception, ou plutôt une de ces bizarreries qu'il importe de signaler comme curiosité médicale.

Nos jeunes dames ne sont pas habituées à dormir sur une chaise, même sur un fauteuil; aussi un voyage en chemin de fer leur inspire-t-il d'abord une certaine terreur. Et pourtant la rapidité de la locomotion est si grande, qu'on a à peine le temps de s'apercevoir qu'on a quitté la gare; de plus, les compagnies, dans leur propre intérêt, autant que dans celui du public, ont considérablement amélioré les wagons de première et même de deuxième classe. Dans ceux de première classe, on peut dormir aussi commodément que dans le fauteuil le plus moelleux. Il y a, en outre, depuis peu de temps, il est vrai, des wagons réservés aux dames ; cette innovation a été généralement approuvée. Il serait à désirer, comme nous l'avons déjà dit, qu'on l'appliquât même aux wagons de troisième classe.

Donc, un voyage en chemin de fer, même de plusieurs jours, n'est pas à redouter, pourvu qu'on s'astreigne aux prescriptions d'hygiène que nous venons d'indiquer et d'apprécier.

Quelques personnes ne peuvent ni manger, ni dormir en voiture, et, à plus forte raison, dans les wagons ;

à celles-là nous conseillons de ne rester en chemin de fer que quelques heures, de s'arrêter pour prendre quelque repos et se restaurer l'estomac ; elles pourront ensuite continuer leur voyage et le terminer sans danger, même sans inconvénients, à plusieurs reprises.

Supposons qu'une Parisienne, très-impressionnable à la locomotion, doit se rendre aux eaux des Pyrénées. Le trajet ne dure guère plus de vingt-quatre heures, en train express : vingt-quatre heures de trépidation, c'est beaucoup trop pour une organisation délicate.

La dame en question devra donc s'arrêter à Orléans, à Tours, à Poitiers, à Angoulême, à Bordeaux, où elle pourra facilement prendre un autre train et arriver ainsi à destination, presque sans fatigue et sans la moindre altération de santé.

Cette catégorie de voyageuses est heureusement peu nombreuse, et les dames supportent aujourd'hui un voyage en chemin de fer aussi vaillamment que les touristes de profession.

En fait d'exception, en voici une qui me paraît mériter l'attention, non-seulement de mes lecteurs, mais encore des médecins.

Dernièrement, un de mes amis, représentant d'une des grandes maisons financières de Paris, vint me faire une visite.

— J'arrive de Vienne, me dit-il; j'ai passé trois mois dans les wagons, et je me propose de me reposer pendant huit jours. Notez bien que, pendant ces trois mois, je ne me suis pas couché.

— Et pourtant vous me paraissez frais et dispos, comme si vous sortiez d'un bon lit.

— Grâce d'état; je voyage six mois de l'année : le temps que mes compagnons consacrent au sommeil, je l'emploie à mes affaires ou à mes amusements.

— Vous dormez quelquefois?

— Toutes les nuits, mais dans les wagons. Depuis trois mois, je ne me suis déshabillé que pour changer de linge ou rajuster ma toilette.

— Vous avez donc un tempérament de fer ?

— Non, mais le corps s'habitue à tout. Figurez-vous qu'il me faudra au moins trois nuits pour me réhabituer à dormir dans un lit.

— Dans vos voyages, quelle hygiène suivez-vous ?

— J'ai grand soin de ne m'écarter d'aucune des habitudes dans lesquelles je vis ordinairement. Ainsi, je mange aux mêmes heures, ou à peu près; je dors de même, quoique en wagon.

Mon ami le voyageur a trouvé tout seul le moyen de n'être pas malade en chemin de fer; mais le nombre des personnes qui savent se créer une hygiène spéciale

5.

est aussi restreint que celui des maladies qu'on peut contracter dans les wagons est grand. Aussi, allons-nous faire un petit cours de nosographie appliquée aux voyageurs qui ont quelque temps à passer dans les wagons.

VI

Nous pensons avoir donné aux voyageurs tous les avis et prescriptions nécessaires pour le moment où ils se mettent en route ; nous allons maintenant les suivre dans leurs rapides pérégrinations, pour leur offrir les moyens de se conserver en bonne santé, au milieu des nombreuses causes de maladies dont ils vont être environnés.

Ceci est de la plus haute importance, car, quel que soit le motif qui porte à voyager, que l'on y soit engagé par simple curiosité, par le désir de s'instruire, pour affaires ou par plaisir, on est très-intéressé à jouir, pendant le voyage, de toute la plénitude de sa santé. Tout le monde sait par expérience que, pour peu qu'on soit malade, on devient également incapable de se livrer, soit aux plaisirs, soit aux distractions, soit aux affaires.

Or, les causes de maladies auxquelles le voyageur est exposé sont très-nombreuses; il en est environné, elles semblent naître sous ses pas. Les médecins anglais ont publié, sur cette matière, des traités, des rapports, des observations, qui ne sont rien moins que rassurants. Nous avons presque la conviction que ces docteurs pessimistes ont vu les choses beaucoup trop en noir, et qu'ils calomnient les chemins de fer, en les signalant comme causes déterminantes d'affections plus ou moins graves, dont la simple énumération effrayerait mes lecteurs.

Ainsi, le docteur Auguste Smith [1], dans ses observations sur la ventilation et sur l'aération des wagons, signale les chemins de fer comme très-préjudiciables à la santé publique.

« La supériorité incontestable des railways, dit le « savant docteur, c'est sans contredit la rapidité de la « locomotion; nous vivons dans un temps où l'espace

---

1. Diseases of travelling by railway, from *the Lancet*.

« semble ne plus exister, il n'y a plus, à proprement
« parler, de distances.

« Mais ces prodiges ont-ils lieu sans qu'il survienne
« des dangers tout nouveaux pour la santé publique ?
« Non, et les dangers les plus fréquents, les plus
« funestes sont causés par le passage trop subit du
« chaud au froid et du froid au chaud.

« Le plus sûr moyen de prévenir ces accidents,
« ajoute-t-il, consiste tout simplement à fermer les
« portières, de manière à ne donner accès qu'à la
« quantité d'air suffisante; mais presque tous les
« Anglais aiment l'air frais et ont horreur des fenêtres
« fermées, ils préfèrent être glacés que suffoqués. »

Nous ne saurions dire jusqu'à quel point l'observation du docteur Auguste Smith est fondée, parce que
nous n'avons pas assez voyagé en Angleterre pour établir exactement la différence qui peut et doit exister
entre les systèmes de locomotion et même les variations
de température. Tout ce que nous pouvons dire, c'est
que M. Smith tombe dans l'exagération la plus étrange,
lorsqu'il s'efforce de démontrer qu'il y a autant de
danger à entrer dans un wagon que dans une ville
pestiférée.

D'autres médecins anglais ont aussi écrit sur les maladies qui se contractent en chemins de fer, et leurs

tableaux sont tout aussi sombres que celui de M. Smith. Est-ce à dire que les railways sont une peste pour la santé publique, et qu'en modifiant presque miraculeusement tous les systèmes de la locomotion connus et pratiqués jusqu'en 1825, le génie de la mécanique moderne a créé une chose funeste à l'humanité.

Non, mille fois non, et quoi qu'en puissent dire des observateurs atrabilaires, les chemins de fer sont un immense bienfait, non-seulement pour la civilisation, mais encore pour la santé publique. Notre assertion pourra paraître hasardée à quelques personnes qui blâment et dénigrent tout ce qui se fait de nouveau, et qui voient un danger dans chaque création.

Mais nous avons étudié très-sérieusement, non-seulement l'hygiène dans les applications nouvelles qu'on en peut faire aux wagons, mais encore le railway dans tous ses rapports avec la santé publique. Eh bien, notre conviction est que la locomotion par chemin de fer a, par le fait, beaucoup moins de dangers que les anciennes voitures et diligences.

Assurément, les chemins de fer, comme toutes choses humaines, ont leur mauvais côté, et nous n'avons nullement l'intention de les proposer comme des modèles de sécurité; mais on exagère les inconvénients, sans faire la juste part des avantages immenses qu'ils nous procurent ; nous allons établir leur bilan réel, et on verra que les docteurs anglais ont grand tort d'en dire tant de mal.

Il y aurait folie à soutenir qu'il n'y a aucun danger, aucun inconvénient à voyager en chemin de fer. Dans les wagons comme dans les voitures, comme sur les bateaux à voiles et les steamers, on est exposé à mille et mille accidents, et on y contracte des maladies, qu'on éviterait facilement, si on était dans son domicile. N'y aurait-il que le changement d'habitudes, et surtout de nourriture, qu'il doit en survenir une certaine perturbation.

Le docteur anglais Winslow, et plusieurs autres médecins de Londres, affirment que les voyages en chemins de fer produisent, chez plusieurs personnes, une anxiété et une préoccupation qui se manifestent sur le système musculaire et sur la colonne vertébrale, sur la vue, sur le cerveau, sur le système nerveux, même sur la respiration ; en chemin de fer, disent-ils, on voit très-souvent des asthmatiques atteints de catarrhes et de bronchites par l'effet des courants d'air et de leur rapidité.

Les mêmes docteurs insistent beaucoup sur les effets de la frayeur occasionnée presque toujours par le passage sous les tunnels, principalement chez les personnes nerveuses et impressionnables.

Le docteur Sharpe de Waltham-Cross, cite le cas suivant de maladie cérébrale occasionnée par le railway.

« J'ai connu intimement un gentleman qui, pen-
« dant douze ans, s'était trouvé en rapport avec les
« chefs de stations des principales lignes de chemins
« anglais, je dois dire qu'il passait sa vie dans les
« wagons; mais, après un certain temps, il lui devint
« impossible de dormir chez lui, loin du bruit et de
« la commotion des rails. Cet état de surexcitation
« augmenta tellement que, sur l'avis du médecin en
« chef de la ligne, il dut renoncer à son travail, pour
« vivre chez lui à la campagne. »

Les docteurs Brown-Sequard, Forby Winslow, Russell Reynolds, s'accordent à dire que les voyages trop fréquents, trop prolongés, occasionnent des affections cérébrales très-graves. Le docteur Radcliffe fait mention de plusieurs cas d'affection du système nerveux qui présentent tous cette circonstance particulière, qu'ils ont disparu, dès que les personnes qui s'en trouvaient atteintes ont discontinué ou cessé leurs voyages.

« Un jeune homme, dit-il, âgé de trente-quatre ans,
« et occupant un poste gouvernemental très-impor-
« tant, se logea à une distance d'à peu près quarante

« milles de son bureau, et prenait chaque jour le
« chemin de fer pour s'y rendre. Quelques mois après,
« il souffrait beaucoup de palpitations à la région du
« cœur, qui était très-endolori ; à cela se joignait une
« mélancolie sombre qu'il ne pouvait surmonter. Il
« consulta un médecin distingué qui ausculta immédia-
« tement l'organe affecté et déclara que la maladie était
« très-sérieuse. Le gentleman, très-attristé de cette
« consultation, était sur le point de se démettre de ses
« fonctions, lorsqu'il vint me consulter : je lui ordonnai
« quelques mois de repos, et depuis, il n'a plus senti
« la moindre douleur au cœur. »

Le docteur Antony cite un cas d'épilepsie aggravé
par le railway :

« Il y a quelques années, dit-il, j'accompagnais, en
« qualité de médecin, un jeune officier sujet à des
« attaques d'épilepsie deux ou trois fois par mois.
« A cette époque, les chemins de fer n'étaient pas très-
« communs sur le continent, et nous voyagions ordi-
« nairement dans des voitures publiques. Ce mode de
« locomotion n'exerçait, du moins en apparence, au-
« cune influence sur l'officier. Mais je ne tardai pas à
« me convaincre que toutes les fois que nous prenions
« le chemin de fer, il se produisait des symptômes
« d'attaque épileptique ; les effets du railway se pro-

« duisirent avec tant d'intensité, que nous dûmes re-
« noncer à entrer dans les wagons; nous reprîmes la
« chaise de poste, et mon officier se trouva immédiate-
« ment soulagé. »

En Angleterre, plusieurs médecins attribuent aux chemins de fer plusieurs cas d'apoplexie et produisent des noms bien connus à l'appui de leurs assertions. Il y a quelques années, le docteur Badely publia, sur la mort subite de lord Canterbury dans un wagon, un pamphlet qui fit beaucoup de bruit et fut même interdit par l'autorité. Le docteur dit qu'il ne faut pas précisément attribuer l'apoplexie aux commotions des voies ferrées, mais que les personnes qui ont les moindres prédispositions à cette maladie foudroyante doivent s'abstenir de voyager. Ces cas se sont renouvelés, et, dernièrement, une assemblée de vingt médecins a déclaré que plusieurs personnes sont mortes pendant que le train parcourait l'espace avec la plus grande rapidité.

La colonne vertébrale et la vue sont-elles affectées par les voyages en chemin de fer? Sur le dernier point, les médecins anglais paraissent d'accord; ils disent, peut-être avec raison, que les personnes qui ont la vue faible ou très-sensible doivent s'abstenir de lire dans les wagons, surtout lorsque le train est lancé à toute vapeur. On a même remarqué que des personnes qui ne voyagent qu'accidentellement et qui s'obstinent à lire sont obligées de discontinuer de temps en temps, pour ne pas trop fatiguer leurs yeux. Les nombreux tunnels qui se trouvent sur la voie créent un autre inconvénient. La transition soudaine d'un endroit ténébreux à une vive lumière est presque une douleur pour l'œil, et les voyageurs doivent, dans ces moments, s'abstenir de toute lecture, et prendre la même précaution pendant la nuit, car la clarté vacillante des lampes est très-funeste pour l'organe visuel.

Les médecins anglais, et en ceci plusieurs médecins français partageant leur opinion , affirment que les vibrations des roues sur les rails et la succussion qu'elles produisent affectent quelquefois l'organe de l'ouïe d'une manière très-grave. M. Harvey, médecin du Dispensaire royal pour les maladies d'oreilles, a publié, sur ce sujet, un travail très-curieux. On a remarqué que les femmes sont moins affectées que les hommes, parce qu'elles ont les oreilles garanties par leurs chapeaux.

Si les personnes bien constituées et jouissant d'une santé parfaite sont sujettes à des attaques de surdité en voyageant en chemin de fer, celles qui ont l'organe de l'ouïe tant soit peu altéré ou faible ne sauraient donc prendre de trop grandes précautions pour se préserver d'accidents malheureusement trop communs : elles doivent principalement se garantir du froid. Quant aux voyageurs qui peuvent prendre des wagons de première classe, ils sont évidemment moins exposés que ceux qui se trouvent dans les wagons de deuxième classe, bien moins clos et confortables; quant à ceux de troisième classe, inutile d'en parler; tous les vents semblent s'y donner rendez-vous. Ceci s'applique aux longs voyages et non à ceux qui ne durent que quelques heures; cependant, il est toujours prudent de prendre ses précautions.

Le docteur Williams dit avoir connu des personnes atteintes de phthisie, de pleurésie, de maladies de cœur, d'estomac, d'intestins, et qui supportaient très-bien les fatigues d'un long voyage en chemin de fer. Les phthisiques sont même très-souvent soulagés, mais temporairement, par le mouvement et par la distraction que leur procurent les objets qui passent sous leurs yeux; on en a vu plusieurs qui, peu de jours avant leur mort, supportaient un voyage de plusieurs heures sans être trop incommodés.

Plusieurs voyageurs, dit un autre docteur, n'ont pas la précaution de satisfaire leurs besoins naturels avant de monter dans les wagons; ils savent pourtant que, dans les trains d'Europe, il n'y a pas, comme dans ceux d'Amérique, des endroits spéciaux pour les sécrétions de toute nature; ils doivent savoir aussi que, si on ne peut uriner à temps, on s'expose non-seulement à une inflammation de la vessie, mais encore à la paralysie des membres inférieurs.

M. Histon a publié récemment, sur ce sujet, un curieux rapport dans le journal *the Lancet*. Nous traduisons:

« Il y a deux ans, un médecin des environs de Londres
« me présenta un gentleman dans les conditions sui-
« vantes:

« — Mon client, me dit-il, est d'un caractère très-
« irritable, il souffre beaucoup à la jambe gauche, et
« je vous prie de me dire quelle est la cause de la dou-
« leur qu'il ressent.

« J'examinai soigneusement la jambe et je crus voir
« que la souffrance provenait d'une affection nerveuse;
« je lui adressai plusieurs questions et il me fut ré-
« pondu:

« — Entrons dans une autre chambre et je vous dirai
« ce qui est arrivé... Il y a quelque temps, ce gentleman
« se rendit à Southampton par train express; avant
« d'entrer dans le wagon, il voulut satisfaire un pres-
« sant besoin, mais il n'eut pas le temps: il entra, le

« train partit avec la plus grande rapidité, mais notre
« voyageur n'en eut pas moins à lutter contre de vives
« souffrances jusqu'à Southampton. Aussitôt que le
« train s'arrêta, il s'élança hors du wagon et courut vers
« le *water-closet.* En sortant, il éprouva une très-vive
« douleur à la jambe, et depuis, ses souffrances n'ont
« fait qu'augmenter. »

Le docteur Lewis parle aussi de plusieurs cas de maladies de la vessie et des reins dont il attribue la cause à des voyages en chemin de fer.

« Un gentleman, dit-il, qui allait tous les jours de
« Londres à Lancastre, depuis six mois, vint me dire
« qu'il sentait une grande faiblesse dans l'épine dorsale
« et qu'il éprouvait de vives douleurs dans les reins ;
« tous les matins son urine était presque aussi colorée
« que du sang et déposait extraordinairement : ces
« symptômes me démontrèrent que mon client devait
« pour quelque temps renoncer à ses voyages. Il le
« fit, et il se trouva bientôt soulagé. »

Le docteur Hewist a publié, l'an dernier, une curieuse notice sur les effets que les voyages en chemin de fer produisent sur les femmes enceintes.

« Il est démontré, dit-il, que l'avortement peut être
« produit par une secousse violente ou par le choc inat-
« tendu d'un corps quelconque. Il y a donc un vif

« intérêt à étudier l'influence des voyages en chemin
« de fer sur la production de l'avortement.

« Il est hors de doute que, dans un long voyage, les
« femmes sont très-exposées à accoucher avant terme :
« la succussion et la trépidation produites par les wa-
« gons suffisent seules, dans quelque cas pour provoquer
« l'avortement. Les femmes doivent éviter, autant que
« possible, les voyages du troisième au sixième mois de
« leur grossesse, période reconnue comme la plus cri-
« tique, et je me suis convaincu par une longue expé-
« rience, ajoute le docteur, que plus le trajet à faire est
« court, moins il y a de danger d'accouchement avant
« terme ; quant aux longs parcours, il ne faut pas les
« entreprendre. »

« Mistress P..., dit le docteur Meadows, âgée de vingt-
« six ans, et dans le sixième mois de sa deuxième gros-
« sesse, voyageait d'Ipswich à Londres ; elle éprouva des
« défaillances pendant la dernière demi-heure du par-
« cours, et elle accoucha deux heures après son arrivée.
« Le lendemain matin, elle expira victime de cet acci-
« dent qu'elle aurait pu prévenir avec tant de facilité.

« Mon opinion est que, pour les femmes enceintes, il
« y a plus de danger à voyager en chemin de fer dans
« les derniers que dans les premiers mois de la gros-
« sesse.

« Les chemins de fer exercent aussi une influence
« funeste sur les personnes atteintes de dyspepsie. Les
« cas les plus fréquents se rencontrent chez les per-
« sonnes qui se pressent habituellement de déjeuner
« pour arriver avant le départ du train et attendent
« pendant une longue journée l'heure du dîner : la di-
« gestion s'opère presque toujours dans des conditions
« détestables, et des douleurs d'estomac, violentes, in-
« supportables, en sont la suite la plus ordinaire.

« **Pour** ce qui concerne l'influence des chemins de
« fer sur les maladies intestinales, mon expérience me
« suggère deux propositions :

« **1°** Cette manière de voyager, par son influence sur
« le système nerveux peut augmenter plusieurs de ces
« maladies et principalement quelques-uns de leurs
« symptômes qui ont pour cause la débilitation et l'é-
« puisement ; comme preuve, je puis citer les nausées,
« les vomissements, la prostration, etc., qui deviennent
« plus intenses à mesure que le voyage se prolonge.

« **2°** Le voyage en chemin de fer provoque l'hémor-
« ragie : les cas sont si fréquents, et pour ainsi dire si
« palpables, qu'il y a sur ce point démonstration jus-
« qu'à la plus complète évidence.

« **Le** seul remède, le plus sûr, c'est d'abréger les
« voyages autant que le demande, soit la tempéra-

« ture, soit la disposition particulière où l'on se trouve;
« les médecins doivent être consultés et on suivra
« leurs prescriptions qui seront basées sur l'âge, la
« conformation , les habitudes et l'état de santé des
« personnes. »

« Les voyageurs à forte corpulence ont aussi à se
« prémunir contre les dangers qu'ils rencontrent trop
« souvent dans les wagons.

« En 1841, continue le même docteur, je me ren-
« dais en train de première classe de Leipsick à
« Berlin; j'avais pour compagnon de voyage un offi-
« cier de l'armée prussienne, homme de soixante ans
« et de très-forte corpulence. Le train allait à toute
« vapeur, et nous nous trouvâmes bientôt incommodés
« par le mouvement précipité des wagons; mon com-
« pagnon de voyage se trouvait dans une situation
« d'autant plus pénible, qu'il ne savait trop comment
« maintenir son monstrueux abdomen. Je lui dis de se
« placer au centre du wagon et d'appliquer fortement
« ses pieds contre le siége qui lui faisait face. Précau-
« tions inutiles! Il poussa des cris à émouvoir le cœur
« le plus dur, et lorsque nous arrivâmes à destination,
« son aspect était tout à fait alarmant. Pendant cinq
« heures, je restai en face de lui, à sa prière, m'ef-
« forçant d'empêcher son ventre d'onduler à droite

6

« et à gauche, suivant le mouvement du wagon.

« A notre arrivée à Berlin, je conduisis mon officier
« à son habitation, dans une voiture publique, et je lui
« conseillai de se soumettre à un traitement médical;
« je le revis deux jours après et je le trouvai au lit. Il
« était dangereusement malade; il me montra son
« ventre tout couvert de cataplasmes. Il guérit pour-
« tant au bout de trois mois, il put quitter Berlin, et
« continuer son voyage dans le nord. »

Si le docteur Meàdows n'a pas exagéré dans son récit
humouristique, l'exemple du colonel prussien suffirait
pour dégoûter à tout jamais les personnes grasses des
voyages en chemin de fer. Mais les abdomens d'une
ampleur aussi démesurée sont heureusement fort
rares, surtout en France.

Les médecins anglais, dans leurs rapports, dont nous
ne donnons qu'une rapide analyse, parlent aussi des
accidents trop nombreux arrivés sur les railways, et
qui viennent, à des intervalles trop rapprochés, effrayer
la population. Ils citent des faits qu'on ne saurait contester, et énumèrent les victimes qui ont succombé,
ou qui sont demeurées privées de quelque membre.
Cela n'est rien moins que rassurant, et nous devons
même dire que, très-souvent, le tableau nous paraît
démesurément assombri.

C'est un tort très-grave, parce partout où il y a quelques dangers, il n'est pas prudent d'en surfaire le nombre. On sème la peur, et tout le monde sait qu'elle est, pour le moins, aussi mauvaise conseillère que la faim.

On court des dangers toutes les fois qu'on voyage en chemin de fer, cela est incontestable ; mais n'en courait-on pas dans les anciennes voitures publiques ? D'après les dernières statistiques, le nombre des personnes tuées ou blessées est proportionnellement moins grand sur les chemins de fer que dans les diligences.

Mais ceci ne fait pas précisément partie du sujet que nous traitons, puisque nous nous occupons spécialement de l'influence des chemins de fer sur la santé publique.

Eh bien, cette influence est favorable, beaucoup plus que défavorable. D'abord les voyages durent moins longtemps, et la fatigue est moindre. En second lieu, par la rapidité et la facilité des communications, les pays peuvent se transmettre mutuellement leurs produits, et cet échange deviendra un bienfait, le jour où il se fera sur une échelle plus vaste encore.

Quant aux causes de maladies, elles sont très-nombreuses, ainsi que nous l'avons déjà dit. Comment en serait-il autrement ? L'air que nous respirons, lorsque

nous sommes en voyage, les véhicules qui nous transportent, les hôtels où nous nous arrêtons pour prendre
quelque repos ; les aliments, les lits qui nous sont
offerts, et dont nous sommes obligés d'user, tout ce
dont nous avons besoin… tout, disons-nous, peut être
pour nous une cause de maladies qui, négligées ou
mal traitées, deviennent souvent incurables, sinon
mortelles.

Faut-il s'effrayer et se priver à tout jamais, soit des
avantages, soit des plaisirs que procurent les voyages ?
Non… Si nous voulions soutenir la thèse contraire,
tout le monde serait contre nous, et nous aurions tort
envers tout le monde.

La mission, le devoir du médecin ne consistent pas à
s'apitoyer sur des dangers plus ou moins réels, mais à
indiquer des moyens pour s'en préserver. C'est ce que
nous avons entrepris de faire, avec le concours des
grands maîtres et les résultats de notre propre expérience.

Il n'est pas aussi difficile qu'on le pense communément de se garantir des dangers des voyages. Nous
avons déjà donné, dans ce but, des préceptes d'hygiène
que nous allons compléter en les résumant.

D'abord nous voudrions persuader à toutes les personnes qui liront notre *guide*, que tout voyage est par
lui-même une occupation très-sérieuse, une entreprise

dont l'importance peut varier, selon les circonstances. Or, on regarde généralement le transport d'un endroit à un autre comme un très-mauvais emploi du temps. Cette persuasion fait que l'on ne rencontre en voyage que des gens impatients et toujours pressés d'arriver.

Autrefois, les chevaux de la malle-poste et des diligences n'allaient jamais assez vite ; on trouvait que le vent n'enflait pas assez tôt les voiles du navire qui devait vous emporter.

Aujourd'hui, on se plaint de la lenteur des locomotives, et on dit que l'hélice laisse stationner les steamers sur l'océan.

Quel est, en définitive, le résultat de ces impatiences ? On ne dort point, on se néglige de toutes les manières, et l'on est infailliblement atteint de quelque maladie, pour peu que le voyage soit long ; on ne réfléchit pas que cette précipitation exagérée fait manquer absolument le but qu'on se propose pourtant d'atteindre, c'est-à-dire la santé, le contentement, sans lesquels on ne peut vaquer à ses affaires, ni goûter le moindre plaisir.

Ce n'est donc pas les chemins de fer qu'il faut accuser d'avoir causé certaines maladies nouvelles signalées par les observations des praticiens les plus expérimentés, mais plutôt les voyageurs eux-mêmes qui se créent mille périls, en compromettant leur santé par 'imprudence ou par négligence.

Quant aux maladies qui peuvent résulter directement de ce nouveau mode de locomotion, nous venons de démontrer combien il est facile de les prévenir en ayant recours à l'hygiène et en se conformant à ses préceptes.

Les médecins anglais, dont nous avons cité quelques passages, sont presque tous tombés, selon nous, dans des exagérations qui sont beaucoup plus nuisibles qu'utiles : ils voient l'action plus ou moins funeste des chemins de fer dans des maladies dont les causes réelles n'ont rien de commun avec la locomotion par la vapeur.

Nous ne tomberons pas dans l'excès contraire, en disant que les voies ferrées réunissent toutes les conditions désirables pour la santé et la sécurité publiques. Les railways ont leurs inconvénients, que le moindre incident fortuit peut rendre très-graves, et les compagnies ne doivent pas ignorer qu'il leur reste beaucoup à faire pour arriver, nous ne dirons pas à la perfection, mais à toutes les améliorations que le public est en droit d'exiger de leur zèle, de leur activité, nous dirons même de leur dévouement aux intérêts de tous.

Y a-t-il des cas où les voyages en chemin de fer

soient réellement dangereux pour la santé? Oui, et beaucoup. Dans les chapitres qui précèdent, nous avons signalé les principaux ; nous pensons qu'il devient inutile d'entrer dans des détails minutieux et de donner une énumération qui serait fatigante pour l'attention de nos lecteurs.

D'ailleurs nos préceptes peuvent se résumer de la manière suivante :

Ne pas entreprendre un voyage, si on ne jouit pas d'une bonne santé ; s'il y a cas de force majeure, consulter son médecin, dont les avis seront plus efficaces que les bizarres théories de quelques médecins anglais, dont les doctrines ne nous inspirent pas une entière confiance.

Si on vous conseille de ne pas voyager, ou du moins d'attendre encore quelque temps, remettez à l'époque indiquée par le médecin, soit vos affaires, soit vos parties de plaisir.

Dans tous les cas, avant de vous mettre en route, ayez grand soin de vous pourvoir d'habits de différentes saisons ; vous affronterez ainsi, sans danger, toutes les variations de température qui pourront survenir.

Munissez-vous surtout de bonnes chaussures rembourrées en hiver, parce que le froid aux pieds est aussi fréquent dans les wagons qu'il est dangereux, à moins qu'on ne voyage en première classe. Les dames surtout ne sauraient prendre trop de précautions pour éviter le froid aux pieds, parce qu'il produit souvent chez elles des perturbations très-graves.

Mais ce dont elles devront faire grande provision, c'est de linge; car la propreté, toujours nécessaire à la santé, devient encore plus indispensable en voyage : les dames n'oublieront pas qu'elles en ont un besoin tout particulier.

A notre avis, il ne suffit pas que le voyageur ait pourvu aux choses utiles à la conservation de la santé et propres à éloigner les maladies; il convient encore qu'il emporte avec lui quelques remèdes, en petit nombre, capables de combattre sur-le-champ les accidents qui peuvent survenir. En effet, le train, une fois lancé à toute vapeur, ne s'arrête qu'à la gare la plus prochaine, et le parcours peut durer souvent une heure et plus. Il n'est pas besoin pour cela de travestir, soit ses poches, soit ses sacs de nuit en succursales de pharmacie; il faut se borner à ce qu'il y a de plus indispensable.

Une fois dans les wagons, on se comportera conformément aux prescriptions et conseils que nous avons donnés dans les chapitres précédents.

Ces prescriptions sont surtout importantes, en ce qui concerne l'hygiène alimentaire.

Si on se trouve placé de manière à être gêné par la position, on permutera avec un de ses compagnons de voyage, et il s'en trouve toujours qui s'empressent même de prévenir les désirs des personnes douloureusement affectées par la locomotion.

Si l'air, ordinairement échauffé et corrompu qu'on respire dans les wagons qu'on laisse trop longtemps fermés devient par trop incommode, on le renouvellera en ouvrant ou faisant ouvrir une des portières.

Dans les temps doux et calmes, à plus forte raison dans les temps chauds, on laissera tout un côté du wagon ouvert : on n'aura pas de courant d'air, et on ne sera ni suffoqué, ni incommodé.

Encore une fois, je recommande aux dames d'apporter l'attention la plus minutieuse à satisfaire leurs besoins naturels; il n'y a pas de fausse honte, ni de considérations qui doivent tenir dans ces circonstances.

On ne s'écartera pas des habitudes dans lesquelles on vit ordinairement, on dormira autant d'heures, on fera autant de repas que chez soi. Relativement aux repas, les heures ne sauraient plus être les mêmes, mais on s'apercevra peu de ce changement, si on prend quelques provisions pour satisfaire son appétit, toutes les fois qu'il commande avec l'autorité du besoin.

Dans les hôtels et surtout aux buffets, il faut être

très-sobre et très-prudent; les indigestions sont si communes en voyage, qu'on ne saurait prendre trop de précautions pour les prévenir.

En se conformant à cette hygiène élémentaire, les personnes même les plus délicates et par conséquent souffreteuses pourront voyager plusieurs jours, sans éprouver le moindre inconvénient; nous parlons seulement des personnes qui n'ont pas d'affections graves et qui se trouvent dans un état à peu près normal de santé, car il y a des cas très-nombreux où il devient imprudent de rester longtemps en chemin de fer. Nous partageons l'avis des médecins anglais en ce qui concerne les femmes enceintes, qui, pour plusieurs raisons plus concluantes les unes que les autres, ne doivent pas voyager, surtout pendant les derniers mois de leur grossesse. Il y a aussi une foule d'autres cas, affections temporaires, maladies chroniques, etc., qui rendent un voyage en chemin de fer très-fatigant et quelquefois dangereux. Mais dans ces circonstances, les voyageurs consultent leur médecin ordinaire; si on ne le fait pas, on s'expose à voir sa santé compromise pour une partie de plaisir ou pour des affaires qu'on peut remettre sans le moindre inconvénient.

La locomotion par chemin de fer, étudiée en elle-même et en tout ce qui la constitue, n'est pas généralement dangereuse pour la santé. Sans partager complétement l'opinion de M. de Pietra-Santa au sujet de la sécurité que présentent les railways, nous affirmons qu'il n'y a pas plus de péril dans un wagon que dans une voiture : il est bien entendu que nous ne parlons pas des accidents qui terrifient les populations à des intervalles malheureusement trop rapprochés. Les chemins de fer sont, pour ainsi dire, dans la première période de leur adolescence; on les perfectionne tous les jours, les accidents sont déjà moins nombreux, et, dans un temps qui n'est pas éloigné, les mécaniciens maîtriseront les locomotives plus facilement et plus sûrement que les anciens postillons conduisaient les chevaux de poste.

Les employés de chemins de fer sont, dit-on, exposés à plusieurs maladies, telles que fièvres, rhumatismes, fluxions de poitrine, maladies d'oreilles et d'yeux. Cela se comprend, les mécaniciens, conducteurs et chauffeurs sont exposés à toutes les intempéries, à une chaleur brûlante et à un froid excessif. Il y a une réforme à opérer, et les médecins des principales lignes étudient cette question avec tout le soin qu'elle mérite.

DEUXIÈME PARTIE

LES VOYAGES SUR MER

I

Les wagons et les steamers. —La vapeur et la navigation. —
Voyages en vaisseaux à voiles et en bateaux à vapeur. —Révolution dans la locomotion. — L'hygiène doit-elle rester la
même?—Physiologie du mal de mer. — Provisions à faire. —
Précautions à prendre, etc.

La vapeur a produit sur la mer la même révolution
que sur terre, et l'Océan s'est trouvé plus complétement
dompté, subjugué, par le génie de l'homme. Aujourd'hui, nos plus gros vaisseaux peuvent être munis
d'hélices qui les mettent en état de lutter contre la
fureur des flots. Cette glorieuse conquête de notre
XIXᵉ siècle a, pour ainsi dire, rétréci les plaines immenses de l'Atlantique et de la Méditerranée, en rapprochant les distances par la rapidité de la locomotion.

O Fulton, le jour où le premier bâtiment à vapeur
lança dans les airs sa première colonne de fumée, le

jour où les roues, mues par la force de la vapeur, fouettèrent les eaux de la mer toutes blanches d'écume, le vieux système de navigation se trouva complétement modifié, et, depuis ton immortelle découverte, le génie de notre pauvre et illustre Savage et de beaucoup d'autres inventeurs a travaillé incessamment à perfectionner ton œuvre!

Aujourd'hui, un voyage sur mer jusqu'aux extrémités du monde connu s'accomplit avec une rapidité et une ponctualité qui tiennent du prodige. Ainsi, la malle des Indes arrive à jour fixe à Marseille, et les vapeurs qui font le service de l'Indo-Chine et du Mexique ne se font guère attendre, soit à Suez, soit à notre nouveau port de Saint-Nazaire.

Nous devons dire toutefois que, pour ce qui concerne les aménagements, le confortable et les commodités de la vie, la rénovation n'est pas aussi complète que pour la rapidité de la course. Cela se comprend : dans l'ancien système de navigation, il existait une sorte de perfection relative qu'il sera difficile de dépasser.

La France a compté à toutes les époques de son histoire d'intrépides navigateurs : aux premiers temps de Marseille la Phocéenne, Pythias ne fit-il pas d'importantes découvertes dans le nord? Pendant toute la période du moyen âge, les Basques ne fréquentèrentils pas plusieurs régions du nouveau monde, dont l'existence était encore un mystère ? Notre belle et grande ville de Paris n'a-t-elle pas une nef pour armes parlantes, cette nef indiquant que, de tout temps, les enfants de Lutèce se livrèrent à la navigation.

Après la découverte de l'Amérique par Christophe Colomb, les voyages maritimes se multiplièrent et les appareils de navigation furent perfectionnés. Néanmoins, les marins de profession bravaient seuls les dangers inséparables de ces courses lointaines, et les voyages de plaisir, sur mer, sont encore très-rares de nos jours. Mais les relations entre les pays les plus éloignés ont pris une telle extension et sont devenues si faciles, qu'on entreprend un voyage en Amérique, même en Chine, pour des motifs qui n'ont très-souvent qu'une importance secondaire.

Les énormes paquebots américains ont révélé à l'Europe toute la puissance de la vapeur, et le gigantesque *Léviathan* a fait frémir l'Océan sous le poids de sa masse et de ses nombreux passagers. En l'an de grâce 1863, les bateaux à vapeur sont tout aussi fréquentés, tout aussi pleins que les wagons des railways, et la locomotion par mer est aussi importante que sur terre.

Il reste pourtant d'innombrables navires à voiles et

plusieurs personnes leur donnent souvent la préférence sur les steamers.

Nous allons donc parler d'abord du navire à voiles ; il mérite bien cette priorité, ne fût-ce que par droit d'aînesse.

En entrant dans un vaisseau, le voyageur se met sous l'influence d'agents tout à fait nouveaux, surtout si la personne navigue pour la première fois.

Ces principaux agents sont :

1° L'air de la mer ;

2° Les mouvements du navire.

L'air de la mer est il à redouter ? Pas le moins du monde ; il est démontré, au contraire, par les études et observations de nombreux médecins, par l'expérience des navigateurs, que cet air n'a rien de contagieux, qu'il est même plus pur que celui de terre, étant moins imprégné de parties hétérogènes. Tout le monde sait combien est puissante, sur les corps vivants, l'action de l'air qui, du moment où il a été respiré, devient un aliment tellement nécessaire à l'entretien de la vie, qu'on la voit s'éteindre à proportion qu'il s'épuise, et que la santé s'altère dès qu'il a perdu quelques-unes de ses propriétés.

L'air de la mer, au contraire, n'est imprégné que de substances salines, bitumineuses, balsamiques, qui, loin d'être des causes de maladies, deviennent des remèdes et des sources de guérison, dans plusieurs maladies, surtout dans les affections de poitrine.

Il est moins froid, car les marins s'aperçoivent qu'ils approchent de terre, à la seule température de l'air, qui devient de plus en plus froid à mesure qu'ils avancent vers une île ou vers un continent. Mais il est humide; il faut donc que les chambres, les cabines dans lesquels on se retire et où l'on couche soient continuellement séchées par le feu, même pendant l'été.

Mais n'empiétons pas sur les divisions logiques de notre sujet et occupons-nous d'abord des préparatifs nécessaires, lorsqu'on veut faire un assez long voyage par mer.

L'état de parfaite santé que nous prescrivons aux personnes qui voyagent en chemin de fer devient ici une nécessité absolue, en steamer aussi bien que sur un vaisseau à voiles, l'hygiène devant rester, à peu de chose près, la même.

L'approvisionnement de tous les objets et choses nécessaires à l'existence doit être au grand complet, surtout pour de longs voyages, parce qu'en général on relâche le moins possible; on n'épargnera rien sur le linge, la propreté devant être observée sur mer encore plus strictement que sur terre.

Il est aussi prudent d'emporter des matelas et des provisions de bouche, parce que les vivres qu'on trouve à bord sont en général peu délicats ; il est bon que la provision d'aliments soit double, même triple de celle que demande le temps présumé du voyage.

L'art des *conserves*, qu'on a porté dans ces derniers temps à un si haut degré de perfection, facilite cet approvisionnement et le met en quelque sorte à la portée de tout le monde. Or, il est démontré que les aliments frais sont les préservatifs les plus efficaces de certaines maladies très-communes sur mer, surtout du scorbut, véritable peste à laquelle il devient impossible d'échapper dans un long voyage.

Les aliments préservatifs sont : 1° de l'eau bien conservée dans des vases hermétiquement fermés ; il ne faut recourir qu'à la dernière extrémité à l'eau de mer distillée, parce qu'elle est toujours très-mauvaise ;

2° La viande fraîche ; aussi sur presque tous les navires qui prennent des passagers embarque-t-on des animaux vivants, surtout quantité de volailles ;

3° La farine en assez grande quantité pour avoir du pain frais tous les jours ;

4° Des œufs, à moins qu'il n'y ait assez de poules à bord ; on possède aujourd'hui de nombreux procédés pour les conserver pendant plusieurs mois ;

5° Des légumes frais ou secs, ou cuits, bien conservés. Depuis quelques années, la conservation des légumes aussi bien que des viandes ne laisse rien à désirer, et, dans les mers de Chine, aussi bien qu'au pôle arctique, on peut manger un plat de pois verts aussi bien que dans un de nos premiers restaurants de Paris. Les navires de guerre eux-mêmes sont approvisionnés de conserves, et les cas de scorbut deviennent de plus en plus rares dans nos équipages.

Les travaux de M. Appert et autres industriels ont rendu, par l'abondance et le bas prix de leurs produits, la pratique de l'hygiène très-facile, même très-agréable dans les voyages au long cours.

Nous n'avons pas besoin de dire que les personnes qui prennent passage sur les navires de l'État ou sur les magnifiques paquebots qui sillonnent les deux mers n'ont nullement besoin de s'approvisionner d'aliments; elles trouveront à bord le luxe et le confortable réunis, et il n'y a pas de tables d'hôte mieux servies que celles d'un grand bateau à vapeur.

Mais on ne devra rien négliger de ce qui a trait au vestiaire, et surtout au linge; *provision, profusion,* dit un proverbe, eh bien! en mer, la profusion n'est jamais de trop.

Nous devons supposer que les voyageurs qui ont

quelques maladies chroniques emportent avec eux ce dont ils ont besoin pour se panser tous les jours et se tenir dans la plus grande propreté, ce qui est absolument nécessaire pour eux-mêmes et pour leurs compagnons de voyage, surtout dans les régions tropicales. Nous supposons, en outre, que ceux qui sont sujets à des maladies périodiques, comme la migraine, la goutte, les rhumatismes, etc., s'approvisionnent également des remèdes dont l'usage leur est prescrit. Il y a bien des médecins et des pharmaciens à bord de quelques navires, mais il est beaucoup plus prudent de se munir de tout ce dont on croit avoir besoin.

Nous venons de dire que, dans un vaisseau, il faut observer la propreté la plus stricte ; nous n'avons pas besoin de faire observer qu'on ne peut y parvenir qu'autant que le vaisseau lui-même est propre et bien entretenu. Avant de s'embarquer, on doit donc prendre les informations les plus précises, et fuir, comme on fuirait un lieu pestiféré, tout navire qui annonce négligence et abandon de la part des armateurs et du capitaine.

Fort heureusement pour la santé et le bien-être des personnes obligées de voyager par mer, depuis plusieurs années, les bâtiments de commerce eux-mêmes sont infiniment mieux tenus qu'autrefois. Les dunettes et les cabines sont très-propres, même élégantes, et la nourriture laisse peu à désirer. Les trois-mâts qui prennent des passagers sont soumis à une inspection rigoureuse, et, d'ailleurs, sous le régime de la libre concurrence, chacun s'efforce de faire de son mieux.

Au demeurant, une personne qui s'embarque semble, au premier coup d'œil, ne faire que passer d'un appartement dans un autre. En effet, comparez une voiture, un wagon, dans lesquels on est forcé de se tenir toujours assis et souvent dans une position gênée, avec les cabines d'un navire, surtout avec le salon ou chambre commune; dans cette dernière, vous retrouverez presque toutes les commodités auxquelles vous êtes habitué : un bon lit, une table presque toujours excellente, la faculté de jouir de vos livres, de vous occuper de vos études ordinaires.

Et la tempête, et les naufrages? va-t-on nous dire. Ici encore, à côté du bien, nous trouvons le mal, les dangers à côté du plaisir.

De plus, les divers mouvements dont est susceptible un vaisseau ont une telle influence sur les passagers qu'on les voit presque toujours éprouver, au moment où on s'éloigne du rivage des vertiges, des maux de cœur, des envies de vomir, et enfin des vomissements douloureux.

C'est ce qu'on appelle *le mal de mer*.

Le vomissement, dit Duplanil, est quelque fois la crise

de cet état, mais il ne l'est pas toujours. On en voit chez qui il se renouvelle à plusieurs reprises et même tout le temps qu'on reste à la mer ; parmi ces derniers, se trouvent quelquefois des matelots qui ne peuvent jamais s'accoutumer au tangage. Lorsqu'on ressent les premiers indices de cet état douloureux, il faut se hâter de boire en abondance de l'eau tiède ou plutôt du thé, pour précipiter le vomissement ; enfin, aussitôt qu'on a vomi, on se sent soulagé.

Ces maux de cœur, ces vomissements, effets si brusques et si ordinaires des mouvements du vaisseau, sont des motifs d'objections qui ne tarissent pas.

Ces convulsions de l'estomac, disent plusieurs personnes forment elles-mêmes une maladie très-douloureuse, et un malade ne saurait se résoudre à ajouter volontairement le mal de mer à ses autres souffrances.

Si encore on en était quitte pour un vomissement passsager ! Mais il y a des personnes qui vomissent tout le temps qu'elles sont à la mer.

On peut répondre à cela, dit un médecin anglais, que bien que le mal de cœur et le vomissement soient un effet général de l'influence de la mer et du mouvement du vaisseau, on voit cependant des passagers qui ne l'éprouvent pas. D'ailleurs ces convulsions si désagréables, et même si douloureuses sont, en général, peu à redouter; à peine se ressent-on des fatigues qu'elles suscitent, et quelques instants après la crise, on se trouve beaucoup mieux.

Le même médecin dit aussi qu'on peut soutenir le mal de mer, sans aucun inconvénient pendant des mois entiers. Il constate que le vomissement par l'effet de la mer s'accomplit si heureusement, dans plusieurs cas, que le médecin le plus habile n'aurait pas mieux saisi l'indication; qu'enfin, il est évidemment le vrai moyen de guérison d'un certain nombre de maladies pour lesquelles on ordonne les voyages maritimes.

On ne saurait disconvenir toutefois qu'un vomissement opiniâtre et qui se prolongerait pendant tout un voyage, comme cela arrive quelquefois, peut, chez des personnes délicates et d'un faible tempérament, occasionner de très-graves inconvénients.

Si le malaise persiste, et si le malade, loin d'être soulagé par les secours usités en pareil cas, s'affaiblit de plus en plus, il faut relâcher dans quelque port et le déposer à terre, où il se sentira immédiatement soulagé.

Les personnes qui n'ont jamais été sur mer, ou qui n'y ont fait que des courses de quelques heures dans un port, dans un détroit, pour satisfaire leur curiosité, de même que celles qui ont une peur instinctive de l'Océan, ne doivent pas entreprendre un voyage au long cours, sans avoir fait, au préalable des essais pour se familiariser avec l'air de la mer et les mouvements du vaisseau. En effet, il y a des tempéraments qui ne peuvent s'habituer à la mer, et, dans les ports de Toulon, de Brest, de Cherbourg, il n'est pas rare de voir des jeunes gens qui arrivent pour entrer dans la marine, obligés de renoncer à cette carrière, après la première campagne, faute de pouvoir supporter le mouvement du vaisseau.

Ainsi, nous conseillons aux personnes qui se proposent de voyager sur mer, soit pour affaires, soit pour cause de santé ; nous leur conseillons, surtout, si elles habitent l'intérieur des terres, de se faire transporter dans une petite île, de faire tous les jours des promenades de quelques heures dans une barque et d'étudier les effets qui en résulteront. S'ils se réduisent aux nausées, vomissements qui en sont les suites générales et le plus souvent salutaires, loin de s'en inquiéter, elles devront prolonger leurs promenades sur un bâtiment plus considérable, et à des distances assez éloignées pour pouvoir juger d'une manière définitive qu'elles sont en état de soutenir une navigation de plusieurs mois.

En général, cet essai est de peu de jours, car si la mer ne convient pas à votre tempérament, l'antipathie ne tarde pas à se déclarer. On voit, au contraire, des malades se trouver soulagés dès les premiers jours de leur arrivée dans un port.

Le docteur anglais Gilchrist, dans les nombreuses observations qu'il a faites, parle de plusieurs malades qui ont été soulagés en peu de jours, et même guéris comme par enchantement; mais tous ne sont pas aussi heureux.

Ce que nous venons de dire concerne principalement les vaisseaux à voiles; or, de nos jours, on voyage plus rapidement, sinon plus commodément dans les bateaux à vapeur. Le steamer est aux anciens bâtiments ce que le wagon est à nos vieilles diligences. La locomotion se trouve totalement modifiée par le nouveau système de navigation. Mais les personnes qui voyagent pour cause de santé, et c'est d'elles que nous avons surtout à nous préoccuper, préfèrent encore les bâtiments à voiles, et elles ont raison sous plusieurs rapports; sous d'autres, elles ont tort; nous le démontrerons dans cette étude que nous consacrons aux voyages maritimes.

Un capitaine du port de Cherbourg nous disait, à ce propos :

—On vante beaucoup les bâtiments à vapeur, et on a raison; il y a avantage incontestable pour les voyageurs qui ont besoin d'arriver vite et, pour ainsi dire, à jour fixe; un steamer, avec sa chaudière et son hélice, n'a pas à s'inquiéter des coups de vent, ni des caprices des flots; il poursuit imperturbablement sa marche, sans avoir souci des éléments qui se déchaînent autour de lui. S'il ne survient pas une de ces tempêtes qui bouleversent l'Océan de fond en comble, il filera toujours tant de nœuds à l'heure. C'est beau, c'est magnifique, pour transporter les paquets de la poste, les correspondances des gouvernements, des grandes maisons de banque et de commerce. Mais si jamais vous entreprenez un voyage de plaisir, ou pour cause de santé, docteur, donnez la préférence à un vaisseau de haut bord. C'est la chaise de poste de l'Océan, la chaise de poste avec son luxe et toutes ses commodités.

Nous avons fait, dans ces conditions, une traversée de 800 lieues, et nous avons pu nous convaincre que le capitaine avait raison. Rien ne saurait remplacer un vaisseau de la marine de guerre où tout est splendide et grandiose, où la table est servie avec un luxe princier, et dont les cabines réservées aux passagers ne laissent rien à désirer. Mais, pour voyager à bord d'un vaisseau de l'État, il faut une autorisation spéciale, avoir une mission à remplir. Ce n'est donc qu'une exception, et nous devons nous borner à la mentionner, afin que les personnes qui sont en position d'en profiter ne l'ignorent pas.

Ainsi que nous le disons plus haut, parmi les bâtiments à voiles qui prennent des passagers, il en est plusieurs où les voyageurs se trouvent admirablement bien, sous le rapport de l'hygiène ; on y prend passage de préférence, parce qu'ils coûtent moins cher que les bateaux à vapeur, et que d'ailleurs, il n'y a pas encore un assez grand nombre de steamers pour desservir toutes les contrées de l'ancien et du nouveau monde.

Quant à la navigation à vapeur, elle réunit trop d'avantages pour que nous ne la préconisions pas par-dessus toutes ; sauf les explosions de chaudières, cas extrêmement rares, les incendies et le feu du ciel, la sécurité est infiniment plus grande ; le mauvais temps, même les ouragans les plus terribles, ne sauraient mettre les voyageurs en danger, à moins de circonstances tout à fait exceptionnelles. La rapidité de la course est presque miraculeuse, et le tangage en quelque sorte imperceptible, si ce n'est dans les fortes tempêtes.

Gens d'affaires, commerçants, artistes, émigrants, qui partez pour l'Amérique, l'Asie et les côtes d'Afrique, pour courir après la fortune, les plaisirs ou les émotions, et qui n'êtes atteints d'aucune maladie, montez vite à bord du steamer, le vaisseau à voiles marcherait trop lentement pour vous, qui êtes si pressés d'arriver.

Mais vous qui vous décidez, sur l'avis de votre médecin, à faire un voyage maritime, pour cause de santé, donnez la préférence aux bâtiments à voiles. Vous y trouverez mieux vos aises et vous éprouverez avec plus d'intensité les salutaires effets de la mer.

Ceci nous conduit à constater que, de même que le système de navigation est totalement changé à bord des bateaux à vapeur, de même l'hygiène doit être modifiée. Nous ne parlons pas de la nourriture qui est généralement excellente; on paye si cher qu'on doit être bien servi. Nous ne parlons pas des cabines qui sont très-propres, bien aérées, mais beaucoup trop petites; sur mer, il ne faut pas se montrer par trop exigeant.

Les grands paquebots de l'Océan et de la Méditerranée ont des salons de conversation où l'on se réunit pour causer, pour jouer, pour faire la lecture, et il s'y fait entre passagers un échange quotidien de journaux, de livres, de brochures.

A ce point de vue, les paquebots sont irréprochables, et l'hygiène n'a pas grand'chose à y faire, car les prescriptions que nous avons données aux voyageurs en chemins de fer peuvent presque toutes s'appliquer aux personnes qui voyagent par steamer. La table commune y remplace les tables d'hôte des grandes villes où les trains stationnent ; l'aération des cabines doit s'opérer absolument comme celle des wagons, et on ne reste ordinairement pas assez de temps en mer pour être atteint du scorbut! Quant au tribut à payer au mal de mer, l'Océan et la Méditerranée le prélèvent impitoyablement sur les vapeurs, aussi bien que sur les voiliers. On a pourtant remarqué que les vomissements sont moins fréquents et moins violents à bord des paquebots.

Le point principal sur lequel nous devons le plus insister, au point de vue hygiénique, c'est le vêtement. En effet, la navigation des voiliers étant relativement plus lente, les transitions d'une température à une autre sont moins brusques, de sorte que les voyageurs ne s'en trouvent pas aussi vivement affectés; mais, en paquebot, on passe du soir au lendemain d'une latitude froide à une latitude chaude, et *vice versa*, transition presque subite et qui commande les plus grandes précautions.

Supposons, par exemple, que vous partiez du Havre pour le Pérou ou pour le Chili; nous sommes au mois de janvier et le thermomètre marque 6 degrés au-dessous de zéro; vous partez nécessairement couvert de tout l'attirail de vêtements nécessaires pour supporter les rigueurs de l'hiver. Deux jours après, vous passez devant les Açores où vous trouvez une température plus élevée que celle du Portugal. Malheur à vous si vous ne quittez pas à la hâte paletots, cache-nez, gilets, pantalons d'hiver, pour prendre le costume d'été, seul supportable sous les tropiques.

A votre retour en France, ce sera l'inverse ; et, après avoir dépassé les Açores et Lisbonne, il vous faudra songer à vous couvrir de vêtements chauds, à moins que vous n'arriviez au Havre, au mois de juin, de juillet et d'août, et par un été chaud comme celui de 1863.

Donc, les voyageurs par bateaux à vapeur doivent s'occuper avec le plus grand soin de leur garde-robe, principalement de leur linge ; pour le reste, ils peuvent se fier entièrement aux compagnies. Ils n'ont pas besoin de la médecine, laissons-les voguer à tous les points de l'horizon et revenons à nos chers et intéressants malades.

II

L'océan médecin. — Des voyages par mer et des maladies dans lesquelles ils sont indiqués. — Nature et propriétés de l'air de la mer. —Avantages particuliers aux voyages par mer. — Maladies dans lesquelles on doit prescrire les voyages par mer. —Moyens d'échapper aux maladies qu'on peut contracter en mer.

Oui, l'Océan est médecin, même très-grand médecin ; ses cures sont aussi éclatantes que nombreuses : nous allons le démontrer.

Nous avons déjà dit et constaté que l'air de la mer est infiniment plus pur et, par conséquent, plus vivifiant que celui que nous respirons sur terre ; que les substances salines et balsamiques lui donnent des propriétés particulières et très-favorables pour guérir certaines maladies.

De tout temps, la médecine a prescrit, dans certains

cas spéciaux, les voyages par mer, et la thérapeutique moderne leur demande et en obtient parfois des guérisons réputées impossibles.

Quelles sont donc les maladies pour lesquelles les voyages maritimes sont spécialement indiqués et prescrits?

« Si les voyages par mer, dit le docteur Gilchrist,
« ont quelque chose de commun avec les voyages par
« terre, par exemple, le déplacement ou le transport
« d'un lieu dans un autre, à des distances plus ou
« moins grandes; si, comme les voyages par terre, ils
« portent à observer un régime tout différent de celui
« qu'on suivait chez soi......

« Ils diffèrent à beaucoup d'autres égards; même
« ce qu'ils ont de commun est susceptible de tant de
« modifications, qu'on peut dire qu'ils ne se ressem-
« blent que sur un seul point.

« Ils vous transportent à telle ou telle destination,
« où ils vous font recouvrer la santé, si vous voyagez
« dans cette intention; ils méritent donc d'être consi-
« dérés à part. »

Voilà pourquoi nous donnons cette étude, comme complément indispensable de nos observations sur les voyages en chemins de fer.

Et d'abord, il n'y a pas deux manières de voyager

sur mer, et le vaisseau est le seul véhicule dont on puisse user. Et pourtant, telle est la nature de l'Océan sur lequel on se trouve porté que, dans les diverses sortes de mouvements communiqués au vaisseau, on retrouve presque toutes les commotions et succussions qu'on éprouve dans les diligences, les chaises de poste, les voitures publiques, et même dans les wagons.

Il se produit toutefois à bord des mouvements tout particuliers, qu'on fait, étant debout, même assis, pour conserver l'équilibre; il y a aussi le mouvement de bercement, de balançoire, le mouvement ondulatoire, le plus ordinaire dans un vaisseau, parce qu'il est naturel à la masse énorme des eaux ; il y a enfin les mouvements ou plutôt les secousses du navire, emporté, agité, tourmenté par les vents.

Ainsi, parfois le navire vous berce doucement, presque avec tendresse, comme une nourrice, puis il vous secoue jusqu'au fond des entrailles et vous cause des terreurs insurmontables.

Ces transitions du calme à la tempête, du bercement au tangage le plus violent occasionnent le *mal de mer*, dont nous venons de parler ; mais ils produisent aussi une heureuse révolution sur l'organisme dans certaines maladies. On a pu remarquer que des affections invétérées et qui tiennent à des causes profondes ont besoin des mouvements, des émotions, des secousses qui sont inséparables des voyages par mer : ces inconvénients se renouvelant sans cesse et tour à tour, deviennent de véritables remèdes, capables, plus que tous autres, de faire disparaître de cruelles maladies.

Nous devons avouer que les voyages par mer n'étant pas aussi communs que ceux qui se font par terre, en raison de l'aversion et de la peur qu'ils inspirent, surtout aux habitants des régions de l'intérieur, nous n'avons pas pu réunir toutes les observations nécessaires pour préciser chacune des maladies dans lesquelles on peut et on doit les prescrire comme remèdes.

L'expérience ayant démontré que les voyages par mer conviennent en général dans toutes les maladies, dont les causes demandent qu'on fasse vomir, et dans toutes celles qui exigent du mouvement, on peut conclure qu'on doit les prescrire très-souvent. Les médecins auront à consulter, à ce sujet, le tempérament, les habitudes de leurs clients qui leur sont ordinairement très-connus, et ils pourront décider, avec pleine et entière connaissance de cause, s'ils sont atteints d'une des maladies qu'on peut espérer de voir guérir, et qui, en effet, se trouvent presque toujours soulagées avec le secours des voyages par mer.

D'ailleurs, les maladies chroniques ne sont pas les

seules qu'on puisse traiter par ce régime exceptionnel ; dans un vaisseau, le passager qui se trouve attaqué d'une maladie aiguë n'est pas débarqué pour cela, et, s'il est bien soigné, il guérit aussi promptement qu'à terre.

Mais de toutes les maladies, celles sur lesquelles les voyages par mer ont fourni le plus d'observations sont, sans contredit, les affections et maladies de poitrine ; plusieurs médecins anglais ont suivi, avec une attention particulière, les effets des voyages par mer sur les affections qui peuvent conduire à la phthisie ou consomption, si fréquente et si funeste dans la Grande-Bretagne.

Commençons par dire que la phthisie avancée devient incurable ; les voyages ne sauraient produire leurs effets que dans la première période. De plus, la mer ne convient pas à tout le monde, et il y a des malades qui ne peuvent se résoudre à se confier à ce formidable élément. Si les répugnances sont trop prononcées, le médecin n'insistera pas, car notre propre nature nous donne, dans beaucoup de cas, de salutaires avertissements que nous ne devons pas négliger.

Les malades qui habitent l'intérieur des terres doivent se hâter de quitter leur demeure à la première proposition du médecin et s'embarquer immédiatement. L'air de la mer a tant de vertus dans les affections de poitrine, qu'on a vu des malades cesser de tousser, d'autres de cracher le sang, et des asthmatiques respirer librement, parfaitement, dès les premiers jours qu'ils passaient à la mer ; plusieurs même éprouvent ce bien-être, ce soulagement, cette guérison, dans une île ou dans une ville maritime, sans avoir été en mer ni même à bord ; c'est dans les localités maritimes qu'il faut envoyer les personnes qui souffrent de la poitrine et ont peur de plusieurs jours de navigation. Si la maladie ne fait que commencer, ces personnes éprouveront un soulagement immédiat ; mais si l'affection tourne à la phthisie, il faut se résoudre à monter à bord et à quitter la terre pour quelque temps.

Quelles sont les mers qui doivent être préférées pour les poitrinaires ? Celles du sud.

Quant aux asthmatiques, ils se trouveront mieux dans le nord que dans le midi. Les effets de la mer leur sont néanmoins très-salutaires sous toutes les latitudes. Mais comme l'asthme ne se guérit guère d'une manière radicale, et qu'on ne peut pas toujours rester à la mer, ce que doivent faire ceux qui en sont atteints, c'est de chercher un port où ils puissent respirer, non-seulement sans souffrir, mais encore plus aisément.

Dans les autres maladies de poitrine, telles que la toux opiniâtre et déjà avancée, il faut que le malade se fixe sous une latitude plus chaude ou plus tempérée que celle sous laquelle il a vécu jusqu'alors.

Dans les cas de phthisie grave, le voyage doit se faire également vers le sud.

Et les gros temps, et les orages, et les tempêtes? vont s'écrier les personnes délicates et un peu craintives.

Bon Dieu ! ces incidents maritimes ne sont pas plus à redouter que le vomissement.

Certes, il y aurait imprudence, presque folie à choisir pour s'embarquer le moment où la mer est houleuse ; mais on ne partirait jamais, si on attendait que les flots se trouvent calmes à tel ou tel degré, et il faut savoir surmonter certaines craintes. Lorsqu'il s'agit de courir après la santé, on ne saurait se mettre en route trop tôt.

D'ailleurs, la tourmente n'est pas si redoutable qu'on le suppose ordinairement ; elle est même à désirer dans certains cas, parce que les mouvements violents qui résultent, soit de l'agitation du vaisseau, soit de la frayeur, sont utiles et même nécessaires pour ébranler, fondre et détruire les engorgements, les obstructions, les tubercules.

Qu'on le sache bien, les voyages par mer ne le cèdent

en aucune manière aux voyages par terre pour le mouvement, pour l'exercice à l'air, et ils sont infiniment préférables dans une foule de circonstances.

Ainsi, toutes les fois que les malades sont hors d'état de supporter une fatigue quelconque, comme certaines femmes pour qui le repos est de toute nécessité, et qui ne peuvent se transporter d'un lieu dans un autre, sans voir se renouveler leurs douleurs, et qui renoncent pour cela à toute espèce de mouvement, même à celui de la voiture...

Ces malades, disons-nous, une fois dans le vaisseau, s'habituent peu à peu, et pour ainsi dire sans y penser, à toutes les secousses de la mer, et finissent même par les trouver agréables; de plus, dans un vaisseau, on peut faire beaucoup de chemin sans bouger de place et même dans son lit, ce qui fait qu'on peut entreprendre un voyage par mer, aussitôt qu'on est atteint de la maladie qui le rend nécessaire, sans attendre pour cela, comme pour les voyages par terre, que les principaux symptômes aient disparu et que les forces se trouvent en partie réparées.

Autre avantage qu'on ne peut trouver que sur mer : c'est de respirer toujours le même air, à moins qu'on ne passe d'une partie du monde dans une autre, de l'extrême nord à l'extrême sud.

A tous ces avantages, il faut ajouter la manière commode et aisée de vivre dans un vaisseau; la liberté de changer de place à volonté, de se rafraîchir, de se chauffer quand on en a besoin; la facilité de se livrer à ses occupations habituelles, à l'étude, à la lecture, au jeu, enfin à tous les plaisirs de la société, qui est très-animée, beaucoup plus affectueuse à bord que sur terre.

Tout cela ne saurait mettre à l'abri de la tempête! va-t-on nous objecter.

Eh bien! cette tempête, dont on se fait un épouvantail, est très-souvent un bienfait pour les poitrinaires. Pendant tout le temps qu'elle dure, l'air est dans une activité extrême; le malade l'aspire fortement et en plus grande quantité; cet air, entrant ainsi et sortant à grandes doses, incise les humeurs visqueuses dont les poumons peuvent être engoués, neutralise celles qui sont viciées, fait expectorer les matières purulentes et en tarit la source, déterge les ulcères et cicatrise les plaies.

Pour ce qui concerne la durée du voyage par mer, l'intensité de la maladie doit servir de règle au médecin pour en prescrire et fixer la longueur. On voit des maladies de poitrine à leur début, guéries en quelques mois, d'autres en quelques jours; on en a même vu qui ont cédé à quelques heures de mal de cœur ; mais il y en a, il ne faut pas se le dissimuler, qui ont besoin de quelques années de voyage par mer pour être à l'abri de toute rechute.

Donc le voyage doit être plus ou moins long, selon que la maladie est plus ou moins avancée.

Cette dernière catégorie de malades est donc condamnée à courir les mers pendant plusieurs années, sans jamais relâcher?

Non, non ; qu'on se rassure à ce sujet. On a même observé qu'il est avantageux de rentrer de temps en temps dans un port, et d'y séjourner jusqu'à ce que le retour des accidents fasse sentir le besoin de reprendre la course. En effet, pour peu que la maladie soit grave, le bien-être qu'on éprouve presque immédiatement ne peut être que momentané ; il ne faut donc pas renoncer au voyage et à l'air de la mer, car on retomberait bientôt dans son premier état.

Ainsi, lorsque des malades ont passé assez de temps en mer, pour éprouver un soulagement marqué, ils doivent relâcher dans un port et y rester, non pas dans l'inaction, mais à faire de l'exercice à plusieurs reprises dans la journée. S'il se trouvent plus mal à terre que dans le vaisseau, ils pourront coucher à bord ; et si on s'aperçoit d'un retour trop fréquent des accidents, ils se remettront sur-le-champ en voyage. Les malades qui s'observent un peu n'ont pas besoin d'être avertis.

Un phthisique ne doit pas entreprendre inconsidérément de faire d'une seule traite le tour du monde; il est de toute importance de bien voir les degrés de la maladie et les autres circonstances, et de ne pas s'embarquer sans avoir consulté un habile médecin.

Il y a des malades qui ont peur de la mer ou qui sont d'une constitution extrêmement délicate; ces personnes ne doivent pas être embarquées sans qu'au préalable on leur ait fait subir quelques essais.

Par exemple, ils monteront sur un vaisseau plus ou moins grand, s'éloigneront du port à plus ou moins de distance, navigueront par un temps calme et orageux.

En multipliant ces expériences dans des intervalles très-rapprochés, autant que l'état physique et moral du malade peut le permettre, on le verra peu à peu se familiariser avec le formidable Océan et lui confier sa santé et sa vie.

Aussitôt que les malades peuvent supporter la pleine mer, ils doivent passer du port où ils font ces essais dans une ville maritime d'Espagne, d'Italie, de Portugal.

Dès qu'ils seront moins faibles, ils dirigeront leur course vers la Syrie, l'Égypte.

Enfin, lorsqu'ils auront recouvré une grande partie de leurs forces, ils passeront en Amérique ou aux Grandes-Indes; mais, dans ces diverses périodes du retour vers la santé, tous devront faire de fréquentes relâches dans la traversée, afin de jouir des alternatives avantageuses de la mer et de la terre.

L'Océan est-il donc un médecin si parfait, si accompli, qu'il n'ait pas besoin du concours de ses confrères de terre pour guérir ainsi les maladies de poitrine? Gilchrist et plusieurs autres médecins anglais sont de cet avis; ils ne s'occupent, par conséquent, ni du régime de leurs malades, ni des remèdes qui sont administrés ordinairement dans telles ou telles affections.

Ils conviennent toutefois qu'il peut y avoir des personnes qui auront besoin de recourir à la thérapeutique ordinaire; ils avouent qu'à bord, il faut, dans quelques cas, donner des médicaments spéciaux; par exemple, contre l'excès du mal de mer, la constipation, les diarrhées, etc.

Nous pensons, nous, que les malades ne doivent jamais entreprendre de voyage par mer sans avoir consulté leur médecin, qui les prédisposera par les remèdes qui lui paraîtront le plus efficaces, et qui leur établira une petite pharmacie pour tout le temps de la traversée, avec la manière de préparer les remèdes.

Il devra ausssi leur donner ses instructions sur le régime qui leur convient.

Le malade à bord, entouré de personnes intelligentes, aimables et disposées à lui rendre tous les bons offices dont il a besoin, ne manquera d'aucune des ressources que commanderont les circonstances dans lesquelles il pourra se trouver.

Lorsqu'il entreprend un voyage par mer, il doit donc s'armer de courage, de patience et se livrer à ses guides avec tout l'abandon et toute la confiance qu'inspirent la bienveillance et l'amitié.

Les maladies de poitrine ne sont pas les seules pour lesquelles les médecins indiquent les voyages par mer. Indépendamment d'une foule d'affections dont l'énumération serait trop longue et qui sont caractérisées par le défaut d'appétit, par de mauvaises digestions, par certains maux d'estomac, etc., etc. Les voyages par mer sont très-efficaces dans toutes les fièvres non inflammatoires, surtout dans les fièvres intermittentes, les fièvres lentes nerveuses.

On doit aussi les prescrire pour l'hystérie et l'hypocondrie, la mélancolie, la manie, la folie, et généralement les affections nerveuses sans exception aucune.

Pourquoi? va-t-on nous demander.

Parce que le vomissement occasionné par le roulis du

vaisseau, bien que violent et se reproduisant à de très-courts intervalles , est beaucoup moins fatigant que celui qui est suscité par les vomitifs de la pharmacie. Voilà pourquoi tous les médecins qui ont étudié les voyages par mer et leur influence sur la santé disent que *le mal de mer* ne se borne pas à nettoyer les premières voies, mais qu'il restaure et fortifie l'estomac et les intestins. Il y a deux signes évidents par lesquels ces effets se révèlent chez presque tous les voyageurs : le grand appétit et la constipation qu'on éprouve ordinairement en mer.

Parmi toutes les maladies dont nous n'avons énuméré que les principales et les plus communes, il en est sans doute pour lesquelles on n'est pas obligé de recourir d'abord aux voyages par mer. La perte de l'appétit, la *plénitude* , les mauvaises digestions , cèdent presque toujours à des remèdes bien administrés. Le voyage par mer est tout à fait facultatif; néanmoins, ses effets se feront sentir avec d'autant plus de puissance et de rapidité, que ces diverses affections seront moins graves, moins chroniques.

Toutes les maladies nerveuses, surtout celles dans lesquelles le mouvement et l'exercice sont jugés indispensables, trouvent dans les voyages par mer un remède aussi sûr que prompt, pourvu toutefois que les malades s'entourent, dans le navire, des distractions dont ils ne sauraient se passer. Leur guérison sera d'autant plus radicale qu'elle proviendra du vomissement, moyen connu des médecins de Rome qui l'employaient à peu près dans les mêmes cas.

Ainsi les personnes qui se sentiront attaquées d'une des maladies dont nous venons de parler ne devront pas hésiter à demander leur guérison, soit à l'Océan, soit à la Méditérranée. Comme les voyages par mer présentent des facilités, des commodités, des avantages qu'on ne saurait rencontrer dans les voyages par terre, elles pourront en user jusqu'à parfaite guérison; en effet, au moyen des essais qu'on leur fait subir, si elles ne sont pas habituées à la mer, si elles en ont peur, ou si leur état de faiblesse la leur fait craindre, elles pourront ne faire que des voyages très-courts, se familiariser ainsi peu à peu avec l'air de l'Océan, et avec le mouvement du navire.

Quant au régime, aux provisions à faire, aux objets de propreté, nous en parlerons dans le chapitre suivant.

III

Pratique de la propreté indispensable, surtout en mer.—Comment il faut se conduire, relativement aux repas, au lit, etc.
—Des aliments et des boissons des personnes qui naviguent.
—Moyens de remédier à quelques maladies auxquelles on est exposé pendant les voyages maritimes.—Les cures de la mer.

Nous avons déjà indiqué les moyens de s'approvisionner d'aliments et de boissons au moment d'entreprendre un voyage par mer. Nous avons démontré que l'art des *conserves* pour viandes et pour légumes, bien qu'il ne date que de quelques années, a fait tant de progrès, qu'on peut se nourrir en mer, à peu près comme on se nourrit sur terre.

Ici nous devons aller au-devant d'une objection qui pourrait nous être faite; il est bien entendu qu'en étudiant les effets des voyages par mer, nous n'avons pas seulement en vue les personnes qui voyagent pour cause de santé, mais encore celles qui voyagent par plaisir, pour affaires, pour s'instruire, quelques-unes pour s'expatrier.

Nous n'avons pas besoin d'insister sur l'importance extrême d'une santé parfaite, lorsqu'il s'agit de faire une longue traversée; il faut que les personnes qui s'embarquent soient assurées préalablement qu'elles pourront braver les nombreux inconvénients d'un voyage qui doit se prolonger plusieurs mois, sous des latitudes différentes et sur des mers très-tourmentées, très-orageuses.

Ainsi que nous l'avons indiqué, on ne saurait faire une trop grande provision d'habits de toutes les saisons, et surtout de linge, à moins qu'on ne voyage à bord d'un vaisseau de l'État ou d'un steamer; car, dans l'un et dans l'autre de ces deux cas, on est sûr d'arriver presque à jour fixe, et les précautions sont d'ailleurs moins nécessaires. Mais sur les bâtiments à voiles, il faut se préparer avec une prudence minutieuse.

En mer, il faut changer de linge tous les jours et n'en mettre jamais que de très-sec. Toutes les personnes qui ont navigué vous diront que le voyageur dans le navire se trouve, à peu de chose près, comme dans son appartement; il doit donc y vivre comme chez lui. Eh bien, s'il a eu le soin de s'approvisionner de tous les objets essentiels à son régime ordinaire et à ses habitudes, pourquoi ne vivrait-il pas à bord absolument comme dans son domicile propre? Pourquoi ferait-il de la nuit le jour et du jour la nuit? Pourquoi passerait-il à table, à manger démesurément, à boire, dans l'inaction, ou à s'ennuyer, le temps qu'il consacrait chez lui à l'étude, ou à des travaux également utiles à sa santé et à son intelligence?

Non-seulement les voyages par mer sont sains par eux-mêmes et sont aussi sains que ceux de terre, mais encore ils sont des préservatifs, des remèdes contre certaines maladies; nous croyons l'avoir suffisamment démontré. Presque toutes les affections qu'on attribue à la mer ne doivent guère être mises que sur le compte de la négligence, des excès de table.

Est-il possible, en effet, qu'un homme accoutumé à une vie réglée, à ne dormir que tant d'heures par nuit, à ne manger que tant de fois par jour, à ne boire que modérément à ses repas, enfin, à travailler le reste du temps ou à prendre de l'exercice; est-il possible, disons-nous, que cette personne se porte bien en mer, si elle passe son temps à table ou couchée? Les capitaines de navires affirment que la plupart des passagers qu'ils ont à bord mangent, boivent et dorment par désœuvrement. S'ils voulaient, au contraire, se persuader qu'ils sont chez eux, se livrer à leurs occupations habituelles, à leur retour, ils ne s'apercevraient de leur voyage que parce qu'ils sont plus forts et mieux portants qu'avant de s'embarquer. La nonchalance, l'oisiveté, l'intempérance, finissent par ruiner la santé la plus vigoureuse dans l'état et les conditions ordinaires ; donc, tous ces excès sont beaucoup plus dangereux sur un vaisseau, qui peut devenir un foyer de maladies diverses.

Nous n'avons pas à parler ici des secousses qui bouleversent les bâtiments pendant la tempête et des effets que produisent ces secousses sur les organisations les plus fortes, principalement sur les femmes ; nous n'avons pas non plus à déplorer les abus, les négligences signalés par les anciens auteurs qui ont écrit sur les voyages par mer ; de nos jours, ces abus, ces négligences n'existent plus ou ne se rencontrent que très-rarement. Non-seulement la navigation s'est perfectionnée sous tous les rapports, mais encore les progrès de l'hygiène moderne se font sentir à bord.

Ainsi, sur tous les steamers et paquebots, il y a au moins un médecin avec une pharmacie ; sur les vaisseaux de l'État, le service est au complet et ne laisse rien à désirer. Mais à bord des petits vapeurs et surtout des navires à voiles, il n'y a pas de médecin, à moins qu'il ne s'en trouve par hasard parmi les passagers, et les provisions pharmaceutiques sont très-restreintes.

Les voyageurs qui prennent passage à bord de ces bâtiments doivent suppléer à tout cela par leur prudence et leurs précautions ; il leur sera très-facile de se pourvoir des remèdes qui leur seront indiqués par leur médecin comme le plus nécessaires à leur tempérament.

Ce n'est pas tout, la partie du vaisseau destinée aux logements des voyageurs ne peut être fort spacieuse, en raison du nombre de personnes qu'on embarque, souvent pour de très-longues traversées ; les chambres ou cabines sont étroites, avec des planchers très-bas, et les cabines n'ont que la place du lit et d'une chaise ; il faut nécessairement parer à ces inconvénients par une propreté parfaite. De plus, un vaisseau à voiles, même les steamers, sont des magasins de marchandises, outre l'immense quantité de vivres de toute espèce qu'ils renferment : il doit donc y avoir des exhalaisons de tout genre plus ou moins nuisibles à la santé.

Ce tableau n'est pas aussi effrayant qu'on pourrait se l'imaginer : de savants praticiens, qui ont fait plusieurs voyages au long cours, afin d'étudier les effets de la mer sur la santé des voyageurs et des équipages, vous diront qu'il n'y a de malades dans un navire que ceux qui s'oublient et ne prennent aucune précaution; qu'on peut faire le tour du monde sans exposer le moins du monde sa santé; il n'y a qu'à veiller sur soi-même.

D'abord, le voyageur devra se lever à son heure ordinaire; dans les climats chauds, il prendra du café avec de l'eau-de-vie, parce que les toniques deviennent plus nécessaires que sous les zones tempérées. A tous les repas de la journée, il se souviendra que la sobriété est une condition de santé sur mer encore plus que sur terre. Après chaque repas, il est bon de se promener sur le pont, de respirer la grande brise. Si le temps est mauvais, le pont sera remplacé par le salon où l'on trouve presque toujours des distractions très-agréables.

Il faut, par-dessus tout, s'attacher à chasser l'ennui ou plutôt empêcher qu'il ne vienne, et on peut y parvenir très-facilement à bord, lorsqu'il y a de nombreux passagers qui parlent toutes les langues, reproduisent les types de nombreuses nationalités.

Il n'est pas donné à tout le monde de savoir bien employer son temps; cette science est, au contraire, très-rare. Les personnes qui, dans un steamer ou un bâtiment à voiles, n'ont devant les yeux que le but et le terme de leur voyage, qui ne savent, ne veulent ou ne peuvent s'occuper, passent une partie du jour à table et l'autre au lit, *pour tuer le temps,* comme on dit vulgairement. Or, l'excès dans les repas et dans le sommeil est on ne peut plus nuisible.

— En vérité, vont s'écrier les personnes habituées à naviguer, vous en parlez fort à votre aise; nous voudrions bien vous voir à l'œuvre. Comment vous y prendriez-vous pour trouver une occupation soit utile, soit agréable, à bord d'un navire, surtout d'un bateau à vapeur, où les passagers sont souvent si nombreux qu'il y a presque cohue.

—Je my prendrais bien simplement! D'abord, je ne changerais rien à mes habitudes; je me leverais et me coucherais à mon heure habituelle.

—Fort bien, cela se peut ; vous avez la clef de votre chambre ou cabine, vous êtes libre d'y entrer et d'en sortir à volonté. Mais que ferez-vous dans votre cabine?

—A peu près ce que je fais dans ma chambre ou dans mon cabinet de travail. Je lirai, j'écrirai.....

—Vous lirez.... C'est facile.... Mais vous n'écrirez pas longtemps, surtout s'il y a un violent roulis.

—Je me reposerai aussitôt que je serai fatigué.

—Dormir à bord est l'occupation la plus générale, mais on ne peut pas toujours dormir.

—Aussi ai-je la conviction profonde que le sommeil par trop prolongé, et surtout très-fréquent, peut occasionner des indispositions plus ou moins graves. Je me reposerai sur le pont ou dans le salon.

—Sur le pont, vous trouverez tantôt un soleil brûlant, tantôt une brise glaciale et souvent des flots d'écume que l'océan se plaît à jeter aux voyageurs par espièglerie.

—Je choisirai les moments où la mer n'est pas trop tourmentée, et où l'air se trouvera à une température convenable.

—Lorsque vous serez sous les tropiques, vous attendrez longtemps.

—Sous les tropiques, je passerai la journée dans ma chambre ou dans le salon, et une partie de la nuit sur le pont.

—Et s'il se déclare une épidémie à bord ?

—Je redoublerai de précautions et de sobriété, j'aurai recours aux préservatifs indiqués par la science. N'est-il pas vrai que vous vous portez mieux en mer qu'à terre ?

—Cela est incontestable, mais je suis habitué depuis plusieurs années à la navigation.

—On ne s'habitue pas aux choses mauvaises, surtout réellement pernicieuses. Je soutiens que puisque les voyages par mer fortifient les personnes qui naviguent habituellement, ils doivent produire les mêmes effets sur les personnes qui ne voyagent qu'accidentellement, surtout sur celles qui suivent les prescriptions de leurs médecins.

—Au fait, vous m'y faites penser ; j'ai remarqué qu'à bord, les *passagers d'occasion*, surtout les dames, se montrent fort gais et fort dispos.

—La mer est principalement favorable aux dames : en voici un exemple qui m'est parfaitement connu.

Une de nos grandes modistes de Paris, qui approvisionnent de colifichets une partie de l'Amérique et surtout le Pérou et le Chili, m'a dit que, depuis 1843, elle a fait régulièrement tous les ans un voyage à Lima, à Valparaiso et Santiago.

A la première traversée, elle se sentit soulagée de suffocations qui la tourmentaient depuis longtemps, et depuis elle n'a eu qu'à se remettre à la mer, toutes les fois que le même malaise s'est fait de nouveau sentir.

—Docteur, me dit-elle un jour, je crois que, pour plusieurs maladies, la mer en sait plus long que la Faculté de médecine.

9.

—Depuis que vous allez tous les ans en Amérique, vous êtes fanatique de la mer.

—Regardez mademoiselle, répliqua-t-elle.... quelle santé ! quel teint de rose.

Eh bien ! plusieurs de vos savants confrères de Paris avaient condamné ma chère Amélie comme poitrinaire au suprême degré.

J'aime beaucoup Amélie et je l'ai sauvée en dépit de la Faculté, voici mon remède.

Il y a trois ans, je lui dis :

—Chère Amélie, je ne pourrai pas, cette année, faire mon voyage d'Amérique, veux-tu partir en mon lieu et place ; tu connais presque tous mes clients.

—Je partirai, répondit ma pauvre Amélie, avec résignation :

Deux mois après, je l'accompagnai jusqu'à Southampton, et jamais fille de reine ne s'embarqua mieux approvisionnée. Nous pleurâmes en nous quittant.

—Pauvre fille, m'écriai-je, pourra-t-elle résister au voyage... Au fait... pourrait-elle résister à l'hiver de Paris. On dit que les voyages par mer guérissent les poitrinaires. C'est un essai de plus, fasse le ciel qu'il réussisse !

Amélie m'écrivit sa première lettre de Callao, avant d'arriver à Lima. Elle m'annonçait que, bien que fatiguée, elle n'avait qu'à se féliciter de la traversée : elle ne toussait presque plus.

Sa seconde lettre, datée de Valparaiso, m'apprit que ma chère malade était en pleine convalescence. L'air de la mer et les brises américaines l'avaient guérie.

De Santiago, Amélie m'annonça enfin qu'elle avait terminé nos affaires, quelle se portait à merveille et que dans trois mois elle serait à Paris.

Vous la voyez, monsieur, telle qu'elle m'est revenue.

—C'est presque miraculeux.

—Docteur, lorsque vous aurez à soigner des poitrinaires, vous les enverrez à la mer.

—Oui et non, madame; oui, dans quelques cas, si la maladie est encore à sa première période; non, si le malade se trouve assez profondément atteint pour qu'il n'y ait rien à espérer, même de toutes les vertus spécifiques de l'Océan.

Il y aurait folie, en effet, à vouloir faire de la mer une panacée universelle : il en est des voyages maritimes, comme des autres moyens préservatifs et curatifs; il faut savoir les employer; surtout s'en servir à temps et à propos.

En outre, les personnes qui voyagent pour rétablir leur santé devront se conformer strictement aux prescriptions du médecin ; en mer, tout aussi bien qu'à terre, les malades ont besoin d'un guide qui leur indique les dangers et les moyens les plus efficaces pour s'en préserver. Ils devront s'abstenir de salaisons, de liqueurs fortes, et se borner au vin de Bordeaux qui est presque toujours excellent, surtout après quelques mois de voyage.

Dans les pays chauds, et principalement sous les tropiques, les limonades, sirops de limon, d'orange, etc, sont très-funestes, très-débilitants : on devra recourir de préférence aux grogs et autres boissons légèrement alcoolisées. D'ailleurs sur mer, comme à terre, il vaut infiniment mieux ne pas boire entre les repas. Ces précautions deviennent indispensables, s'il règne à bord, soit une fièvre de mauvais caractère, soit le scorbut, soit la dyssenterie.

S'il n'y a pas de médecin à bord du navire sur lequel on a pris passage, on devra s'abstenir autant que possible de faire des remèdes ; ils réussissent rarement comme préservatifs, et ils font au contraire beaucoup de mal, pour peu qu'ils soient administrés à contre-temps ; le parti le plus sage est de s'en tenir à un régime sagement dirigé.

Les voyageurs ne devront quitter la mer que quand ils seront parfaitement guéris, et attendre même que le dernier symptôme ait disparu. Ce conseil s'adresse principalement aux personnes atteintes d'obstructions, sur la guérison desquelles il est très-facile de se tromper.

IV

Les bâtiments à voiles et les steamers. — Les deux systèmes de navigation. — La vie à bord. — Cuisine française. — Cuisine anglaise. — Quelle est la plus conforme aux lois de l'hygiène.

Les poëtes et les romanciers ont si souvent et si bien décrit la mer avec ses scènes grandioses et pittoresques, avec ses colères formidables, que nous nous garderons bien d'esquisser ici notre tableau pour le placer à côté des leurs. Les mystères des flots, les aspects riants ou tristes des contrées et des îles lointaines nous préoccupent peu, nous qui n'avons d'autre souci que la santé des voyageurs.

Les voilà donc embarqués, et s'ils suivent les conseils que nous venons de leur donner, ils reviendront bien portants et dispos, s'ils partent malades. Quant à ceux qui s'éloignent de leur patrie pour affaire ou par plaisir, ils reviendront plus forts, et ils auront échappé à mille et mille dangers, qu'il est très-facile d'éviter en suivant les indications de la boussole qui s'appelle l'hygiène.

Nous avons déjà indiqué la différence qui existe entre les bâtiments à voiles et les steamers; le point nous paraît assez important pour insister : parce que le régime à suivre varie dans de certaines proportions.

Le bâtiment à voiles est le vaisseau primordial, le vaisseau des anciens, le vaisseau type, dont la forme a si souvent varié depuis les Phéniciens jusqu'à nos jours.

Le vaisseau à voiles, c'est la diligence de la mer.

Le bateau à vapeur, c'est le railway.

Ainsi les personnes qui prennent passage à bord d'un vaisseau à voiles voyagent à peu près comme on voyageait par les diligences, c'est-à-dire plus lentement, à moins que les vents ne soient très-favorables; car alors la voile est plus puissante, plus rapide que la vapeur.

A bord d'un steamer, on est absolument comme dans un wagon, avec cette seule différence qu'au lieu d'avoir pour point d'appui le railway, on glisse sur les flots.

De ces deux systèmes de navigation, quel est le meilleur? va-t-on nous demander.

En ceci comme en toutes choses, il y a un choix à faire, et ce choix peut nous guider très-sûrement dans nos préférences pour l'un ou pour l'autre des deux systèmes.

Les personnes qui se portent bien, qui voyagent pour affaires, ou pour se rendre directement et le plus vite possible d'une contrée à une autre, doivent choisir les steamers, parce que leur marche n'est pas subordonnée, comme celle des bâtiments à voiles, aux caprices de la mer ; tout le monde sait qu'il faut des coups de vent très-forts et des tempêtes violentes pour détourner un steamer de sa voie et pour le retarder.

Les personnes qui s'embarquent pour cause de santé doivent, dans certains cas, donner la préférence aux bâtiments à voiles, pourvu qu'ils soient munis de dunettes vastes et bien disposées. Les voiliers ne filent pas tant de nœuds à l'heure, ils sont forcés d'attendre le vent et la tourmente les gêne beaucoup; on en a vu rester un mois immobiles au milieu de l'Océan, sans un souffle d'air pour enfler leurs voiles.

Mais à ceci il y a compensation. Le vaisseau à voiles marche quelquefois très-vite, et il s'arrête au premier port où les passagers veulent relâcher ; il y reste même assez de temps pour leur permettre, soit de se reposer, soit de visiter le pays. De plus, le mouvement d'un voilier, par un temps favorable, est plus doux que celui du steamer, parce qu'il ne fait que suivre l'impulsion des flots sur lesquels il se balance. Nous comparerions volontiers son mouvement d'ondulation à celui d'une bonne chaise de poste lancée sur une route bien unie.

Le steamer, au contraire, se souciant fort peu de la direction du vent, marche contre les flots, poussé par la puissante machine; il en résulte la succussion et la trépidation que nous avons signalées en parlant des wagons, mouvements qui peuvent gêner beaucoup les personnes malades : en revanche, les voyageurs embarqués pour la première fois souffrent du tangage et du roulis.

Les deux systèmes de navigation ont donc chacun leurs avantages et leurs inconvénients, et il devient difficile, pour ne pas dire impossible, de préciser quel est le meilleur. Toutefois, en raison de sa célérité et de sa sécurité, nous préférons généralement les steamers.

D'ailleurs, le genre de vie, les habitudes, la société y sont tout à fait différents. Les vaisseaux à voiles n'ont ordinairement qu'un nombre de passagers très-restreint; au contraire, les bâtiments à vapeur, construits plus spécialement pour les voyageurs que pour le transport des marchandises, peuvent embarquer des milliers de personnes.

Nous disons qu'on ne vit pas à bord d'un bâtiment à voiles comme sur un steamer ; cela se comprend, on s'y trouve plus en famille, mais on est plus sujet à s'y ennuyer, parce qu'après deux jours de navigation, les manœuvres de l'équipage deviennent fort monotones. Il y a, toutefois, des exceptions, c'est lorsqu'on se trouve sur des bâtiments disposés pour prendre un grand nombre de passagers.

A bord des vaisseaux à voiles, la cuisine est plus saine, plus confortable, mais beaucoup moins variée que sur les bateaux à vapeur.

Nous dirions volontiers que, sur les voiliers, on est en pension bourgeoise ;

Sur les steamers, à une table d'hôte.

Or, comme chacun de ces deux régimes a son charme, chacun doit choisir ; car, ici, c'est une simple affaire de goût.

Mais parmi les steamers qui traversent l'Océan et la Méditerranée, le plus grand nombre appartient à des compagnies anglaises, qui font régner presque exclusivement à bord la cuisine anglaise, si différente de notre cuisine de France, supérieure à toute autre.

Brillat-Savarin a dit, dans sa *Physiologie du goût* :

« Dites-moi comment vous mangez et ce que vous
« mangez, et je vous dirai qui vous êtes. »

Nous dirons, nous :

La nourriture exerce une influence salutaire ou
funeste sur tous les tempéraments, suivant qu'elle
est bien ou mal préparée. Cette influence se fait d'autant plus sentir sur les personnes qui voyagent par
mer, qu'elles sont plus exposées à de grandes variations de température, à des secousses, à des fatigues, à
des émotions de toute espèce.

Hâtons-nous de dire qu'à bord des steamers français, on vit aussi bien que dans les hôtels les plus
renommés de nos grandes villes : la cuisine française
y déploie ses mille ressources et le service est fait
avec une exquise élégance qui n'exclut pas le confortable.

Chez les Anglais, les mets, la manière de les préparer, même de les servir, diffèrent du tout au tout.
Plus grands mangeurs que nous, nos voisins sont
beaucoup moins délicats; peu leur importe le choix
des mets, pourvu qu'ils soient copieux ; chez eux, l'appétit remplace le goût.

Donc, les voyageurs qui s'embarquent sur des steamers anglais doivent se résigner d'avance à vivre
pendant un mois ou deux, quelquefois plus, de rost-

beef, beefteak, plumb-pudding et autres mets natio-
naux de la vieille Angleterre.

Au fait, cette cuisine est-elle plus conforme que la
nôtre aux lois générales de l'hygiène ? Pour des Anglais,
c'est possible ; pour des Français, non. Chaque peuple
a sa cuisine, de même qu'il a sa langue, et nous avons
la conviction que, pour nous, il n'en existe pas de préférable à celle de notre pays.

Il est même démontré que non-seulement les étrangers s'y habituent avec une facilité extrême, mais
encore qu'ils en raffolent ; il faut voir des légions d'Anglais et d'Anglaises envahir, à certains époques de
l'année, nos plus fameux hôtels et y donner des preuves
éclatantes de leur robuste appétit. La France exerce à
table une supériorité, qui est d'autant moins à dédaigner
qu'elle lui est propre, et qu'aucune autre nation ne
saurait la lui ravir.

Nous constatons ceci, pour prévenir bien et dûment
les personnes qui s'embarquent à bord de steamers
anglais, des soins qu'elles auront à prendre, pour peu
que la cuisine de nos voisins leur soit antipathique. Ce
n'est point une affaire d'amour-propre national, c'est
un devoir que nous croyons remplir, surtout envers
les personnes qui voyagent pour rétablir leur santé ;
en effet, pour elles, le changement subit de nourriture

pourrait avoir de fâcheux résultats; elles auront donc à s'approvisionner d'un supplément de vivres pour la route, surtout de vins; elles suppléeront ainsi très-facilement à ce qu'elles trouveront de défectueux dans la cuisine britannique.

D'ailleurs, la mer, ainsi que nous l'avons déjà dit, donne une très-grande activité à l'estomac. Or, l'appétit étant le meilleur des cuisiniers, on peut se fier à l'efficacité soit de l'air marin, soit du mouvement du bâtiment.

Vive la mer, pour les personnes affaiblies ou atteintes d'affections chroniques !

Vive la mer, surtout pour les personnes prédisposées aux maladies de poitrine !

Dans une famille, dès qu'on voit un jeune homme ou une jeune fille dépérir et que le médecin signale la plus légère atteinte d'un mal qui deviendrait plus tard incurable, il n'y a plus à hésiter un instant : il faut recourir à l'Océan médecin.

Plus de craintes puériles; nous avons démontré que la mer est propice à tous les tempéraments; n'avons-nous pas l'exemple de vieux capitaines, de vieux matelots, qui ont passé leur vie au milieu des fatigues et des dangers et qui parviennent aux dernières limites de l'âge?

La mer est encore un mystère pour les naturalistes, mais la médecine lui a dérobé un de ses secrets : sachons en profiter.

TROISIÈME PARTIE

DES CLIMATS ET DE LEUR APPLICATION

AU TRAITEMENT DES MALADIES

I

Considérations générales sur les climats. — La climatologie considérée comme science appliquée à la thérapeutique.

Qu'est-ce qu'un climat?

Voici comment de Humboldt définit ce mot, dans le premier volume de son *Cosmos* :

« Le climat est l'ensemble des variations atmosphé-
« riques qui affectent nos organes d'une manière sen-
« sible; la température, l'humidité, les changements
« de la pression barométrique, le calme de l'atmo-
« sphère, les vents, la tension plus ou moins forte de
« l'électricité atmosphérique, la pureté de l'air ou
« la présence de miasmes plus ou moins délétères,
« enfin le degré ordinaire de transparence et de séré-
« nité du ciel. »

Voici une autre définition qui diffère de celle de

l'illustre savant prussien ; elle est du docteur Tardieu[1] :

« On désigne sous le nom de climat l'ensemble des
« conditions physiques qui résultent, pour les diffé-
« rentes régions du globe, de leur situation respective
« à la surface de la terre et qui exercent sur les êtres
« organisés une influence spéciale. »

Étudiés au point de vue de la thérapeutique, les climats sont des agents très-efficaces sur la santé humaine ;
du reste, les plus célèbres médecins anciens et modernes s'accordent tous à dire que le changement de
climat influe sur les maladies chroniques d'une manière
très-salutaire. Les médecins grecs, suivant en cela les
préceptes d'Hippocrate leur maître, conseillaient aux
phthisiques les voyages par mer ou un long séjour
dans telle ou telle région de l'Égypte ou de l'Italie.

En ce qui concerne la classification, nous sommes
de l'avis de M. Carrière, qui dit, dans son *Traité sur le
climat d'Italie*, que, pour procéder avec logique, il n'y a
pas d'autre division que celle d'Hippocrate.

Ici doivent d'abord trouver place quelques notions
sur la constitution des climats.

Qu'entend-on par latitude, mot dont on se sert si

1. *Dictionnaire d'hygiène publique*, t. 1.

souvent et dont plusieurs personnes ne comprennent pas parfaitement le sens?

Par le mot latitude, nous déterminons les différences qui existent dans l'atmosphère moyenne des lieux d'après leur situation par rapport à l'équateur. C'est, sans contredit, la latitude qui influe le plus sur la constitution des climats.

Qu'entend-on par longitude?

L'angle que forme le méridien d'un lieu avec un autre méridien pris arbitrairement. En France, nous calculons la longitude à partir du méridien de Paris.

M. Baudin, dans sa *Géographie médicale,* dit avec raison que la température d'une région n'est pas seulement subordonnée à la latitude, mais encore à la longitude.

La hauteur d'un endroit au-dessus du niveau de la mer doit être aussi classée parmi les principaux éléments climatériques, par cela seul qu'elle influe beaucoup sur la pression de l'air et sur la température qui s'abaisse à mesure qu'on s'élève dans l'atmosphère.

Il faut aussi tenir compte des vents ou courants d'air plus ou moins forts qui se produisent sous l'influence : de l'inégale répartition de la chaleur dans l'atmosphère ; des changements que produit la rotation de la terre ; de la condensation d'une masse de vapeurs.

10.

On distingue cinq sortes de vents :

1° Vents *alizés* ou généraux, qui résultent des mouvements de l'air échauffé par la rotation de la terre ;

2° Vents *moussons* ou périodiques, qui règnent principalement dans la zone torride et les pays qui l'avoisinent;

3° Les *brises*, qui soufflent alternativement de mer ou de terre suivant les heures du jour;

4° Les vents *irréguliers*, qui soufflent des tropiques au pôle;

5° Les vents *accidentels*, produits, ainsi que l'indique, du reste, leur nom, par une condensation fortuite de vapeurs.

En France, nous avons de plus le *mistral*, vent très-sec et souvent très-froid, de Provence.

Le *sirocco* souffle en Italie et sur une partie de notre littoral méditerranéen.

En Égypte et presque dans toute l'Afrique, on connaît le *simoun*, souffle embrasé qui vient du désert, et fait monter le thermomètre jusqu'à 45 degrés.

Martins dit, avec raison, que les vents sont les grands arbitres des changements qui surviennent dans l'atmosphère, très-souvent au moment où on ne s'y attend pas. En effet, qu'est-ce qui porte la sécheresse ou l'humidité, la chaleur ou le froid? Les vents, et ceci est tellement vrai, que si le vent du nord vient à succéder au vent du sud, la températrure baisse immédiatement.

Qu'est-ce que la température ?

Elle réside dans l'action du soleil, source première de la chaleur qui se répand sur toute la nature. Les variations de la température qui se produisent et se multiplient à l'infini dépendent de plusieurs circonstances: de la position de certaines contrées, soit au nord, soit au sud, à l'est ou à l'ouest, des vents et des montagnes, etc.

Quelques mots seulement sur la pression atmosphérique. Il y a, autour de notre globe, une couche gazeuse formée par l'air et dont l'étendue est évaluée à 80 kilomètres. On a calculé que la pression atmosphérique supportée par le corps de l'homme adulte équivaut à 18,000 kilogrammes ; il va sans dire que les vents, les orages et autres perturbations de l'atmosphère diminuent ou augmentent cette pression.

Nous aurions aussi à parler de l'électricité, de l'hygrométrie, etc. Mais nous n'avons pas la prétention de faire un traité de physique; ce travail serait d'autant plus inutile pour nos lecteurs que ceux d'entre eux qui désireront acquérir ces connaissances spéciales les trouveront dans les nombreux ouvrages des savants qui ont étudié la matière à fond.

Il est un point sur lequel nous ne saurions trop insister : l'influence des climats, ainsi que nous l'avons déjà indiqué. — La climatologie appliquée à la médecine, fut reconnue et pratiquée par les hommes les plus célèbres de l'antiquité, et les grandes découvertes faites dans ces derniers temps ont donné complétement raison à leurs observations. Les savants qui se sont occupés d'ethnographie et de l'étude spéciale des diverses races d'hommes ont pu constater que l'organisation est tout à fait différente entre les hommes qui habitent les montagnes et ceux qui vivent soit au bord des fleuves, soit dans des pays de grandes plaines. Il y a deux mille deux cents ans que l'historien Hérodote, qui était en même temps ethnographe et un peu médecin, écrivait ces mots, qui seront vrais dans tous les temps et dans toutes les régions :

« Dans les contrées dont la température est molle, les hommes sont dénués d'énergie. »

Si les climats influent sur le moral, à plus forte raison, ils dominent, en quelque sorte, la constitution physique.

Autre question non moins importante :

Les changements de climats sont-ils favorables à un grand nombre de maladies ?

Oui, répondrons-nous en toute sincérité.

Et d'abord, la seule influence des voyages est très-salutaire, parce qu'ils délivrent les malades, les valétudinaires, de la monotonie de leur existence ordinaire et les arrachent à des préoccupations plus ou moins pénibles. L'émigration est adoptée comme un traitement des plus certains dans des cas très-nombreux, non seulement par le changement qu'elle opère dans la manière de vivre, mais encore parce qu'elle place les individus sous l'influence de climats qui conviennent à leur tempérament dans telles ou telles conditions. Il est même démontré que, dans plusieurs maladies, la médecine demeurerait impuissante, si elle n'avait pour auxiliaires les climats et l'émigration.

Les climats maritimes sont ceux, sans contredit, dont l'influence est la plus puissante, la plus salutaire.

Quels sont les climats les plus propices à la guérison des maladies chroniques?

Les climats tempérés, mais plutôt chauds que froids.

« Partout où le raisin mûrit bien, dit un médecin touriste, les valétudinaires se trouvent bientôt soulagés. »

Les climats tempérés ont pour limites le 30e ou le 35e degré de latitude australe et boréale. Ils comprennent : Toute l'Europe avec ses îles ; l'Asie depuis la Méditerranée et la mer Noire à l'ouest, jusqu'au Japon et à l'océan Pacifique; en Amérique, ils comprennent une partie du Mexique, la Californie, le Canada, les États-Unis, le Chili, etc.

Les climats chauds s'étendent de l'équateur aux tropiques, et des tropiques au 30ᵉ degré de latitude australe et boréale. Ils comprennent presque toute l'Afrique et la partie méridionale de l'Amérique.

Les climats froids s'étendent du 55ᵉ degré de latitude jusqu'aux pôles; ils embrassent toutes les régions du nord.

Ces courtes et simples notions données, entrons dans les détails de notre sujet. Ce sera beaucoup plus intéressant que les divisions classiques des géographes.

II

DU CLIMAT DE LA FRANCE

Climat séquanien. — Climat girondin. — Climat du Rhône, ou sud-est. — Climat méditerranéen. — La Provence. — Montpellier. — Aix. — Hyères. — Grasse. — Antibes. — Cannes. Climat de Pau et du Vernet. — Climat de Nice, etc.

O France ! notre belle et chère patrie, aucune contrée de la terre n'a été plus que toi favorisée du ciel ! Sous la zone tempérée, tu réunis les températures les plus opposées, et l'on dirait que le Créateur a voulu montrer en toi un échantillon de toutes les richesses du globe. Tu es la mère des hommes courageux, des cœurs vaillants et des grands vins ; tu es la terre classique de la gaieté et par conséquent de la santé !

N'y a-t-il donc aucun nuage dans ton beau ciel ?

Mais les plus belles et les meilleures choses ont toutes

leur mauvais côté, et les malades de France sont obligés souvent de changer de climat, tout comme ceux des autres pays. Fort heureusement, ils peuvent, dans beaucoup de cas, recourir à la thérapeutique de la climatologie sans sortir du territoire national.

En effet, d'après M. Martins, on peut diviser la France en cinq régions climatoriales :

1° Climat vosgien ou du nord-est; 2° climat séquarien ou du nord-ouest; 3° climat girondin ou du sud-ouest; 4° climat rhodanien ou du sud-est; 5° climat méditerranéen ou provençal.

Le climat vosgien comprend toute la région située entre le Rhin, la Côte-d'Or, les sources de la Saône et la chaîne qui s'étend de Mézières à Auxerre. Dans ces régions pourtant très-élevées, les hivers sont plus froids, les étés plus chauds, à latitude égale, que dans les contrées d'occident.

Le climat séquanien, qui est celui de Paris, comprend toute la frontière du nord; depuis Mézières jusqu'à la mer; de l'autre côté, le cours de la Loire jusqu'à Auxerre, où commence le climat vosgien. Les hivers n'y sont pas rudes, parce que le grand courant qui souffle de l'Océan réchauffe l'air; mais les étés sont ordinairement très-tempérés.

On disait autrefois, non sans quelque raison, que l'air de Paris était malsain ; cela était vrai pour plusieurs quartiers. Mais depuis que les nouvelles constructions, surtout les plantations d'arbres et les squares, ont changé du tout au tout l'aspect de la capitale, on y respire comme partout ailleurs ; en hiver seulement, l'atmosphère se charge de brouillards et d'humidité. Les personnes à poitrine délicate doivent chercher au sud un asile moins gai, moins splendide, mais plus propice à leur faible santé.

Le vent sud-ouest souffle à Paris pendant un tiers de l'année ; le nord et le nord-est remplissent les autres intervalles.

Le climat girondin s'étend de la Loire et du Cher jusqu'aux Pyrénées ; l'hiver y est presque aussi rude qu'à Paris et à Rouen, mais les étés y sont beaucoup plus chauds. Les vents sud-ouest y dominent. En hiver, Bordeaux est tout aussi humide que Paris.

Le climat rhodanien comprend toute la vallée de la Saône et du Rhône ; les vents dominants sont le nord et le sud. L'hiver est beaucoup plus doux que dans la région vosgienne, mais les chaleurs de l'été y sont autrement insupportables.

Le climat provençal ou méditerranéen comprend le triangle formé par les villes de Montpellier, Marseille et

Viviers. C'est sans contredit le climat le plus chaud de France.

Arrivons au but... Quelles sont les régions fréquentées par les valétudinaires, ou par les personnes qui redoutent les hivers rigoureux? Celles du midi, situées tant sur la lisière méditerranéenne que sur la lisière continentale.

La lisière méditerranéenne comprend la Provence, Toulon, Marseille, Aix, Montpellier. Or, il n'y a pas de climat plus variable que celui de la Provence; les variations sont produites presque toujours très-brusquement par le vent connu sous le nom de *mistral*, et dont la violence est telle qu'il peut parcourir jusqu'à vingt mètres par seconde. C'est un véritable fléau pour les habitants de la vallée de la Durance, de Marseille, d'Aix et d'Arles. Nous n'avons pas besoin de dire que le séjour de cette région, que certains auteurs comparent pourtant au paradis terrestre, pourrait devenir très-funeste aux poitrines délicates.

Mais la Provence a deux oasis sans pareilles, *Hyères* et *Cannes*, oasis où les valétudinaires trouvent le printemps en plein hiver.

Presque tous les voyageurs qui ont visité la Provence parlent de la délicieuse vallée d'Hyères comme d'un séjour enchanté. Plusieurs médecins ont vanté l'efficacité thérapeutique de son climat favorisé entre tous.

Nous partageons leur avis, en ce qui concerne la beauté splendide du climat d'Hyères. Avec son panorama de citronniers, d'orangers et de lauriers-roses, on dirait une vaste cassolette.

Mais, pour ce qui concerne les vertus plus ou moins réparatrices du climat, notre avis est qu'il vaut mieux ne pas tant s'enthousiasmer et voir les choses telles qu'elles sont. C'est un moyen d'épargner des désillusions aux valétudinaires qui émigrent pendant l'hiver.

Le bassin d'Hyères, se trouvant abrité contre les vents du nord, jouit d'une température relativement élevée ; il s'opère, toutefois, dans l'atmosphère de cette délicieuse vallée, des variations provoquées par les vents qui soufflent de la mer et par les courants qui viennent du continent ; ces vicissitudes sont moins fréquentes, moins sensibles que dans la région du Var et à Nice, dont le climat est pourtant si renommé.

A Hyères, la température est plus égale, même plus douce que dans la célèbre station des Alpes-Maritimes.

Pour ce qui concerne les applications thérapeutiques, voici les documents indispensables : Hyères est une résidence d'hiver favorable aux poitrinaires qui sont en même temps d'un tempérament lymphatique et scrofuleux ; mais pour éprouver les heureux effets du climat, il faut y aller dans la première période de la maladie. Les toux fréquentes et arides, et la tendance aux hémoptysies demandent un climat beaucoup plus doux et plus égal, moins tonique ou excitant.

Le climat d'Hyères est très-favorable à la chloroanémie, aux épanchements pleurétiques, aux affections utérines, caractérisées par la faiblesse et le relâchement des organes, aux paralysies non accompagnées de douleurs.

Mais les personnes d'un tempérament nerveux et surtout les valétudinaires impressionnables doivent éviter ce climat qui pourrait leur être funeste ; il en est de même pour celles qui sont atteintes de névralgies ou de rhumatismes.

A quelle époque faut-il se diriger vers la vallée du Var ? En décembre, après la saison des pluies, et y séjourner jusqu'au 15 mai. Ce séjour est très-souvent un bienfait, non-seulement pour les malades, mais encore pour les tempéraments débilités, et principalement pour les vieillards.

D'Hyères à *Cannes,* il n'y a que quelques kilomètres, et nous ne sortons pas du département du Var.

Il y a trente ans, la petite ville de Cannes n'était guère connue que comme lieu de débarquement de l'empereur Napoléon Ier à son retour de l'île d'Elbe. Étrange destinée des localités aussi bien que des individus! Il a suffi qu'un Anglais, le célèbre lord Brougham, ait acquis, en 1834, une propriété voisine de cette ville, pour que la fortune de ce pays se trouvât à tout jamais assurée.

Lord Brougham, de retour en Angleterre, vanta tellement ce petit coin de terre, que plusieurs de ses opulents compatriotes vinrent s'y établir, et l'on vit de délicieuses villas s'élever comme par enchantement au milieu de touffes d'arbres des latitudes les plus chaudes.

Dès lors, Cannes fut à la mode, et, depuis, elle tient un des premiers rangs parmi nos principales stations médicales. Le bassin, protégé au nord par une double rangée de collines, est beaucoup moins sujet au *mistral* que Nice et même Hyères; les courants d'air y sont généralement peu violents.

Le climat de Cannes, plus tonique et par conséquent plus excitant que celui d'Hyères, est très-défavorable aux tempéraments nervoso-sanguins et irritables. Il soulage la chlorose, les scrofules, l'anémie, le lymphatisme et généralement les personnes affaiblies soit par l'abus des plaisirs, soit par de violents chagrins, soit par les travaux excessifs de l'esprit. Il est aussi favorable à la goutte atonique, aux rhumatismes froids et chroniques, aux paralysies indolores, aux catarrhes de la vessie, aux névralgies, aux épanchements pleurétiques; les jeunes filles faibles et chlorotiques y retrouvent en peu de temps la vigueur et la santé.

Cannes est par-dessus tout une station très-propice aux poitrinaires, mais seulement à ceux qui sont atteints de phthisie torpide, avec une constitution lymphatique ou scrofuleuse.

De même que toutes les stations de la lisière maritime du midi de la France, Cannes n'est guère fréquenté que pendant l'hiver; quelques personnes y restent toute l'année sans inconvénient, parce que les ardeurs de l'été étant tempérées par les vents alizés, on s'y trouve bien et que, de plus, on y jouit de tous les avantages des bains de mer. Que manque-t-il à Cannes? De beaux hôtels pour loger les étrangers.

Il n'en est pas de même de *Nice* l'opulente, Nice la sybarite, Nice toute fière d'être redevenue française.

Cette station d'hiver, la plus célèbre entre toutes, mérite-t-elle réellement sa renommée européenne? Cela est contesté par plusieurs médecins. Notre opinion est qu'il faut envoyer à Nice les personnes qui veulent s'amuser et non pas les poitrinaires.

Les variations du thermomètre d'un mois à l'autre ne dépassent pas deux à trois degrés; il s'y produit néanmoins des variations de température de deux sortes : les unes régulières, les autres irrégulières ; les premières le soir et le matin, les secondes vers le milieu de la journée. Le *mistral* y règne assez fréquemment, et alors la plage de Nice, dit M. Chatin, devient tout à fait inhospitalière. Les applications thérapeutiques du climat de Nice sont, à peu de chose près, les mêmes que celles de Cannes, dont nous venons de parler.

En suivant la lisière méditerranéenne jusqu'à Port-Vendres, nous arrivons aux Pyrénées-Orientales, où se trouve la station du *Vernet*, au pied du mont Canigou, à 620 mètres au-dessus du niveau de la mer. Cet établissement, très-fréquenté depuis quelque temps, est abrité contre les coups de vent ; mais, l'hiver surtout, l'air est si fortement imprégné d'humidité, que les valétudinaires ne peuvent pas sortir.

Ibrahim-Pacha, le vainqueur de Nézib et fils de Méhémet-Ali, fit, en 1845, le premier pèlerinage d'hiver au Vernet, d'après les conseils et prescriptions du célèbre docteur Lallemand, de Montpellier. Il était atteint d'une bronchite chronique qu'il avait contractée pendant sa mémorable campagne du Liban. Ibrahim-Pacha guérit, ou du moins fut considérablement soulagé.

Cette cure, et surtout l'autorité du docteur Lalle-mand, ont donné une très-grande vogue à la station du Vernet; presque tous les médecins conseillent aux per-sonnes malades de la poitrine l'hivernage dans les thermes du Vernet et d'*Amélie-les-Bains*.

Cette station jouit d'un climat supérieur à celui du Vernet, parce que la vallée où elle est située se trouve complétement abritée des vents froids; le soleil s'y montre beaucoup plus longtemps et l'atmosphère n'est pas chargée d'humidité.

C'est une station dont le séjour ne peut être que favo-rable aux tempéraments mous et lymphatiques et qui ont besoin de stimulation; d'après certains médecins, il est contraire aux individus excessivement nerveux ou sanguins, à ceux qui sont sujets aux hémorragies, aux hémoptysies actives, aux congestions.

Il produit d'excellents résultats chez les enfants dé-licats et scrofuleux, chez les jeunes filles chlorotiques, chez les femmes épuisées par les couches, les pertes blanches, ou par une vie du monde exagérée.

« Ici, dit le médecin inspecteur, l'existence est des plus calmes, des plus patriarcales; on est toujours en plein air; mais si les amis de la belle nature s'y plai-sent, les amateurs de joies tumultueuses ont vite le spleen. »

Suivons maintenant le bas de la grande chaîne pyrénéenne, et, sans nous arrêter à Bagnères-de-Luchon, à Saint-Sauveur, Bagnères-de-Bigorre et autres établissements thermaux qui ne sont nullement des stations d'hiver, arrivons d'un bond aux Basses-Pyrénées, où nous trouvons *Pau,* la vieille capitale des anciens rois de Navarre.

Un médecin touriste prétend que cette ville est une vaste hôtellerie, et il a raison. On y trouve des gens de tous les pays, et principalement des Anglais, qui viennent à cette station, l'une des plus attrayantes du continent, chercher un refuge contre les brouillards de la Tamise.

Pau est admirablement situé, sur une éminence élevée de 205 mètres au-dessus du niveau de la mer. Au midi surtout, on jouit d'un splendide et majestueux aspect des Pyrénées, à plus de cent kilomètres d'étendue. C'est ravissant.... que disons-nous? c'est sublime.

Les vents dominants sont ceux de l'ouest et de l'est; le froid s'y fait à peine sentir, à moins que les hivers ne soient très-rigoureux; le climat n'y est pourtant pas aussi doux qu'à Hyères, à Grasse et à Cannes; mais l'absence de toute grande agitation dans l'air rend les variations atmosphériques beaucoup moins sensibles et irritantes pour les tempéraments délicats.

11.

L'action thérapeutique du climat de Pau se manifeste d'une manière très-salutaire sur les états morbides qui résultent d'un surcroît d'irritation nerveuse et vasculaire, sur les affections nerveuses qui attaquent les tempéraments nervoso-sanguins, sur les affections chroniques des appareils glandulaires.

On doit éloigner immédiatement de la station de Pau les malades et les valétudinaires, si l'expectoration est nulle, si la toux devient fréquente et douloureuse.

Le médecin anglais Clark, qui a beaucoup écrit sur le climat de Pau, dit que la station béarnaise doit être rigoureusement interdite aux personnes atteintes de rhumatismes, et surtout à celles qui ont besoin d'une stimulation générale, ou qui sont prédisposées aux hémorrhoïdes, aux congestions du foie et de l'utérus, à l'apoplexie.

Quelques médecins prétendent que la saison de Pau doit commencer le 1er septembre et finir le 1er juin ; nous pensons, au contraire, que les personnes malades qui ont à redouter les variations atmosphériques ne doivent résider à Pau qu'à partir de novembre, jusqu'à la fin de février ; pour les malades qui n'ont pas les mêmes craintes, avril et mai sont les deux mois les plus favorables.

Voici ce que dit, à ce sujet, l'Anglais Clark :

« Au mois d'octobre, il tombe habituellement un peu de neige, au centre de la chaîne; ce phénomène s'annonce à Pau par un changement de température, le temps devenant pluvieux et froid.

« En novembre, il s'éclaircit et s'adoucit.

« Décembre et janvier sont froids et secs; c'est l'époque des gelées, et il tombe un peu de neige, mais elle se fond sans couvrir la terre. Le soleil est brillant et chaud, et de midi à trois heures, un malade peut ordinairement faire de l'exercice.

« Février est plus doux ; mais, vers la fin de ce mois, arrivent les pluies du printemps, qui rendent le temps froid et désagréable.

« Mars est doux, mais variable, quoiqu'il n'y ait pas de vents piquants. Au printemps, les vents d'ouest, qui sont tièdes et doux, alternent avec les vents d'est, qui ont les mêmes qualités; de là vient que le redoublement des affections inflammatoires de l'estomac et des poumons, que le printemps produit si fréquemment dans d'autres climats, est à peine ressenti par les malades de Pau. »

Voici maintenant l'opinion de M. Champoullion sur le climat de la cité béarnaise :

« Pau, écrivait-il dans la *Gazette des hôpitaux*, 23 avril 1861, Pau, qui est une bonne résidence pendant la moitié de l'hiver, devient presque toujours insoutenable pendant les mois de février et de mars. »

D'après M. Andral, le climat de Pau serait très-funeste aux phthisiques; nous ne partageons point cet avis. Il y a, toutefois, des précautions à prendre, et on devra consulter son médecin avant de se diriger vers les Basses-Pyrénées. Si le séjour de Pau est prescrit, il ne faudra pas oublier de se munir de bons vêtements, car le printemps éternel des régions méridionales n'a jamais existé que dans l'imagination des poëtes. De plus, les malades, et surtout ceux qui souffrent de la poitrine, devront prendre un logement exposé au midi.

Nous avons, dans le midi de la France, plusieurs autres stations hivernales dont le séjour peut être favorable à telles ou telles maladies; mais l'énumération dépasserait le cadre que nous nous sommes tracé, et d'ailleurs, en ceci comme en tout ce qui tient à la santé, l'intervention et les conseils de la médecine deviennent indispensables.

Nous ne devons pas oublier deux stations, qui sont devenues françaises par l'annexion de la Savoie :— *Menton* et *Villefranche*.

La petite ville de Menton est située au pied d'une petite colline, dans une des plus délicieuses vallées de l'Europe, vallée d'une végétation luxuriante comme.

sous les zones tropicales ; on y voit de petites forêts de palmiers, d'orangers et de citronniers, dont les fleurs répandent les plus doux parfums.

Nous avons sur la température de Menton des indications positives, que nous devons au docteur Provençal, qui les a publiées d'après les observations de M. de Montléon. De 1818 à 1844, le thermomètre n'est descendu que trois fois au-dessous de zéro, et encore pendant les hivers exceptionnellement rigoureux de 1820, 1838 et 1842. En été, le thermomètre n'a jamais atteint 31 degrés ; le froid et le chaud se trouvent ainsi relativement très-modérés pendant les saisons où ils se font sentir, et c'est ce qui constitue le mérite bien reconnu, du reste, de la vallée de Menton.

Le *mistral* y trouble rarement l'atmosphère, qui est d'une douceur, d'une placidité remarquables. Les qualités de ce climat privilégié sont depuis plusieurs années appréciées par les principaux médecins de l'Europe, qui y envoient de nombreux malades, surtout ceux qui sont atteints de phthisie pulmonaire ; les poitrinaires débilités, avec complications inflammatoires accompagnées de sécrétions et d'exhalations abondantes ; les personnes atteintes d'affections chroniques avec exaltation de la sensibilité, les valétudinaires qui ont besoin d'un climat tout à fait sédatif, etc.

La station de Villefranche est tout aussi favorable dans certains cas. La température y est douce et égale comme à Menton. Elle convient beaucoup aux |poitrinaires scrofuleux, lymphatiques ou débilités, pourvu que la maladie ne soit pas arrivée à la dernière période.

Malheureusement, les étrangers ne trouvent à Villefranche que les choses strictement indispensables à la vie. Les habitants n'ont rien fait pour rendre le séjour de la ville agréable et attrayant.

꞉ Cette rapide monographie des principales stations françaises démontre jusqu'à l'évidence que, sous ce rapport, comme sous beaucoup d'autres, nous n'avons rien à envier à nos voisins, ni aux contrées les plus éloignées.

Toutefois, comme chaque région a ses qualités et ses désagréments, nous allons indiquer succinctement les stations les plus renommées de l'Europe et des autres parties du monde.

III

Gênes.—Milan.—Les lacs de Côme.—Venise.— Du climat de Rome.—Pise et Florence.—Sienne.—Golfe de Gaëte.—Du climat de Naples.—La Sicile.

De temps immémorial, l'Italie est considérée comme la terre promise des valétudinaires, comme une sorte d'Éden où ils retrouvent et la santé et le contentement qui l'accompagne ; les poëtes ont célébré la douceur de son climat, la beauté sans pareille de ses sites.

Beaucoup plus positive, la médecine a dû étudier la péninsule telle qu'elle est et non pas telle qu'on la décrit dans les poëmes. Plusieurs médecins renommés, entre autres M. Carrière, auteur d'un livre très-remarquable sur le climat de l'Italie, affirment qu'à part

Venise et Pise, il ne se trouve pas dans le nord et le centre de la péninsule une station qu'on puisse assigner pendant l'hiver aux valétudinaires, en général, et aux poitrinaires, en particulier.

En effet, il n'y a pas de région dont l'atmosphère soit sujette à plus de perturbations que Gênes, Milan, Florence et surtout Rome.

Mais dans l'Italie méridionale, va-t-on nous objecter, on a le printemps, quand nous avons l'hiver.

Eh bien, même sous le beau ciel napolitain, au milieu des magnificences d'une végétation ravissante, les malades trouvent rarement le soulagement qu'ils vont y chercher.

Mais nous voici à *Gênes*; commençons notre voyage médical; en étudiant les localités, nous ferons mieux connaître l'ensemble.

Nous n'avons pas à décrire Gênes, nommée la *superbe*, avec son aspect majestueux et imposant; des touristes se sont déjà chargés de ce soin; soyons donc médecin, et seulement médecin observateur.

Les personnes qui se proposeront de résider à Gênes devront choisir les mois de l'année qui correspondent à la fin du printemps et au commencement de l'été.

Dans aucun cas, les phthisiques ne choisiront cette station, dont le séjour leur serait funeste, et s'ils sont forcés de s'y arrêter, ils se précautionneront comme dans les pays dont le ciel est inclément.

Nous donnons le même conseil aux rhumatisants, aux personnes sujettes aux névralgies, aux goutteux, aux valétudinaires nerveux, impressionnables, enfin aux malades atteints d'affections chroniques de l'appareil respiratoire.

Mais si vous êtes atteint de chloro-anémie avec dépression de l'innervation, de flux chronique des muqueuses, de dyspepsie par atonie, de paralysie indolore, allez à Gênes; vous vous trouverez bien de son air tonique et excitant. Stationnez-y pendant le printemps et l'été seulement, car l'hiver pourrait vous êtes très-nuisible.

Milan est aussi cité comme station hivernale, et, pourtant, on y éprouve inévitablement toutes les vicissitudes des climats continentaux. Les personnes qui se portent bien peuvent y séjourner sans courir plus qu'ailleurs péril pour leur santé; mais les malades, surtout les poitrinaires, n'ont rien de bon à attendre du ciel lombard.

Au nord de Milan sont les lacs *Majeur* et de *Côme*, environnés de riantes villas, de châteaux, de jardins magnifiques ; il y a des sites ravissants et l'air y est d'une douceur incomparable pendant les chaleurs de l'été.

Les phthisiques peuvent séjourner avec avantage, pendant les fortes chaleurs, dans la partie méridionale du lac de Côme ; l'atmosphère du lac Majeur, plus tonique, mais sujette à des variations subites, leur serait préjudiciable, tandis qu'elle exerce une action favorable sur les tempéraments mous et lymphatiques, sur les catarrhes chroniques, sur les perturbations digestives. Dans aucun cas, il n'est prudent de passer l'hiver dans la région des lacs, à moins que, bien portant, on n'y reste par plaisir.

Séjournez près du lac Majeur ou près du lac de Côme, vous tous dont le tempérament mélancolique appelle les distractions, les images riantes ; vous trouverez tout cela dans ces sites enchanteurs. Séjournez-y surtout, vous, heureux de ce monde, qui jouissez des splendeurs de la fortune et de tous les charmes de la haute société. Passez-y plusieurs mois de l'année, vous, belles et aimables dames qui aimez la nature riante ; pour vous, les bords des lacs seront un paradis terrestre.

Climat de Rome. — Le séjour de la ville éternelle n'offre pas aux malades tous les avantages que lui ont attribués quelques médecins. En effet, pendant l'hiver, le froid y est souvent très-vif, et, pendant l'été, la chaleur accable les personnes faibles ou valétudinaires. D'ailleurs, l'atmosphère y est bien moins lumineuse que dans l'Italie méridionale, et en été l'air se trouve vicié par des miasmes délétères. Le séjour de Rome ne doit être prescrit ou indiqué aux vélétudinaires que pour les mois de mars, avril et surtout octobre.

Les savants praticiens qui se sont le plus occupés de l'influence des climats sur certaines maladies ne conseillent la résidence de Rome qu'aux phthisiques de la première période.

Ce climat, qui favorise, dit-on, les mouvements congestionnaires, est antiphlogistique, émollient, sédatif; il est favorable pour les névralgies et les rhumatismes; mais il serait nuisible aux personnes très-débilitées et à celles qui sont menacées de congestions sanguines. En somme, c'est un séjour qui a peut-être plus d'inconvénients que d'avantages; donc il est plus sûr d'aller ailleurs.

Climat de Pise. — Si Rome est au-dessous de sa renommée médicale, en revanche, Pise a des avantages bien supérieurs et qu'on ne saurait contester.

« Le climat de Pise, dit M. Bricheteau, dans son *Traité des maladies chroniques de l'appareil respiratoire*, est préférable à toutes les localités de l'Italie, pour les tuberculeux. C'est, pour me servir de l'expression d'un médecin qui y a résidé, une espèce de serre-chaude, où l'on est admirablement pour vivre à l'abri de toutes les influences nuisibles des variations atmosphériques ; nulle part on n'est mieux pour *végéter*, me disait un malade. »

Cela est vrai ; toutefois, ce climat ne convient guère qu'aux sujets irritables et chez lesquels la phthisie a pris un caractère inflammatoire ; il serait funeste aux personnes scrofuleuses et lymphatiques. De plus, il n'y a pas de distraction à Pise, ville sans le moindre mouvement, et les distractions doivent être comptées pour beaucoup dans la cure des maladies.

« Il faut aux phthisiques, si portés à la mélancolie, dit le docteur Champouillon, des impressions qui sollicitent l'expansion vitale, si favorable à la santé : *Le cœur qui n'a rien à moudre finit par se broyer lui-même.* »

Ces paroles dénotent non-seulement un observateur judicieux, mais encore un philosophe.

On ne doit séjourner à Pise que pendant l'hiver et le premier mois du printemps.

Climat de la Toscane. — Parlons d'abord de la ville de *Lucques,* dont les eaux rendirent la santé à Montaigne. Ces eaux exercent une action sédative sur le système nerveux, les rhumatismes articulaires et musculaires, certaines gastralgies, les engorgements abdominaux et les leuchorrées. L'air de Lucques est très-vif, sec, excitant, et on ne saurait conseiller aux malades de séjourner longtemps dans cette station estivale. Le lac de Côme est bien préférable.

La température de *Florence* est beaucoup plus élevée que celle de Lucques; néanmoins, son climat ne convient qu'à un très-petit nombre de valétudinaires; l'inconstance de son ciel devient pernicieuse pour les phthisiques qui s'y arrêtent trop longtemps. On ne doit l'indiquer que dans les cas où il faut imprimer une vive impulsion à l'activité nerveuse. Les personnes épuisées par les plaisirs s'en trouvent bien, de même que celles qui sont atteintes de paralysies indolores. L'hiver et le printemps sont les deux seules saisons pendant lesquelles le séjour de Florence agit favorablement sur les maladies que nous venons d'énumérer.

Sienne, autre ville de la Toscane, est aussi une station indiquée par plusieurs médecins; on ne doit y séjourner que pendant l'été; la température produit sur les malades à peu près les mêmes effets que celle de Florence.

Climat napolitain.—Le *golfe de Gaëte* est une station favorable aux poitrinaires lymphatiques, mais seulement pendant l'hiver; les pleurésies chroniques, les névralgies, les rhumatismes compliqués de débilitation cèdent très-souvent à son action; les valétudinaires qui ont besoin d'un air tonique et doux le trouvent à *Mola*,

mais on doit leur interdire le séjour de Gaëte où soufflent les vents de la mer.

Si nous passons sur la rive septentrionale du golfe de
Naples, nous trouvons presque partout, et principalement à *Pouzzoles*, des conditions d'insalubrité qui doivent éloigner les malades, à moins qu'ils ne voyagent
en touristes. Quelques médecins conseillent pourtant
cette station aux phthisiques et aux personnes atteintes
de bronchites ou de laryngites subaiguës. Malgré la
douceur du climat de Pouzzoles, nous ne partageons
pas cet avis, et nous pensons, au contraire, que cette
partie un peu marécageuse de l'Italie méridionale leur
serait plutôt funeste que favorable.

Climat de l'île d'Ischia.—Nous voici dans l'ancienne
Pythécuse des Grecs, si célèbre par les traditions mytho-
logiques. Ce golfe jouit d'une incontestable salubrité,
qu'il doit à sa situation, à sa végétation luxuriante et à
son sol formé de lave volcanique ; toutefois, les conditions météorologiques ne sont pas les mêmes sur tous
les points, et elles varient suivant l'orientation ; l'atmosphère y est très-agitée par les vents qui soufflent de la
mer. Les médecins qui ont spécialement étudié le
climat de l'ancien royaume de Naples s'accordent à
dire que Casamicciola est le seul point de l'île où les
valétudinaires puissent séjourner avec avantage pour

leur santé ; ils devront même n'y séjourner que des premiers jours du printemps à la fin de l'automne.

Il y a dans l'île d'Ischia des exhalaisons volcaniques qui donnent à l'air des propriétés toniques et stimulantes. Les personnes atteintes de troubles nerveux, d'affaiblissement général, les convalescents qui sortent de maladies graves, les tempéraments lymphatiques, se trouveront bien de quelques mois de séjour à Casamicciola. On ne saurait trop le recommander aux mélancoliques, qui recouvrent ordinairement la gaieté au milieu de cette belle et riche nature. De plus, on trouve à Ischia les eaux minérales les plus célèbres de toute l'Italie. Ces eaux prêtent un concours très-efficace au climat de l'île ; les malades peuvent, à leur gré et selon leurs besoins, jouir de ces deux principes de santé.

Climat de Naples.—Si nous écrivions pour les touristes ou les personnes qui voyagent par plaisir, nous donnerions ici une définition non-seulement de la ville de Naples et de ses environs, mais encore des merveilles de la nature et des beaux-arts, pour ainsi dire éparses sur cette terre favorisée du ciel.

Nous ne sommes qu'un guide de malades; restons donc dans les limites de notre sujet.

Située entre l'Apennin et la Méditerranée, Naples s'étend, d'un côté, sur une plaine basse, de l'autre, sur des monticules qui s'avancent jusqu'au bord du golfe ; il y a donc deux villes; la ville basse et la ville haute.

Pour les personnes qui se portent bien, Naples est un vrai paradis; nulle part la vie n'est plus gaie, plus facile, plus incidentée; mais la température est si sujette à des variations si brusques, si nombreuses, que ce séjour ne saurait être propice aux valétudinaires atteints d'affections organiques d'une certaine gravité. Quelques poitrinaires de la première période y éprouvent parfois un soulagement qu'il faut attribuer, selon nous, moins à l'influence salutaire du climat, qu'aux distractions de la ville de la joie et des plaisirs par excellence. Allez à Naples, vous qui êtes sujets à des migraines périodiques; vous que les travaux excessifs de l'esprit ou des maladies de longue durée ont débilités; vous qui êtes atteints de névroses du tube digestif, caractérisées par l'atonie de la muqueuse : quelques mois de séjour vous débarrasseront de toutes vos infirmités. N'oubliez pas que l'époque la plus favorable correspond aux derniers mois de l'hiver et au printemps.

La rive orientale du golfe figure aussi dans la nomenclature des stations médicales; on y voit *Sorrente,* patrie du Tasse; *Castellamare,* et, un peu plus loin, *Torre del Greco, Resina, Portici,* noms harmonieux et doux comme le vent qui souffle dans les orangers en fleurs.

Le climat de cette rive du golfe présente trois variétés bien prononcées :

Au nord, il tonifie;

Au sud, il surexcite;

A l'ouest, il est simplement excitant.

La partie septentrionale du *Vésuve* et de *Somma* est indiquée comme une très-bonne station d'été pour les valétudinaires qui, ayant besoin de se fortifier, redoutent pourtant les surexcitations trop fortes; nous l'indiquons aux personnes affaiblies par les travaux intellectuels, les affaires, les plaisirs, aux gastralgiques, aux mélancoliques, aux vieillards.

Castellamare, autre station désignée par plusieurs médecins, se trouve trop près du Vésuve pour ne pas subir l'influence de ce volcan; cette station jouit, depuis très-longtemps, d'une grande renommée; au xne siècle, elle était déjà citée comme un endroit inaccessible à la peste et aux maladies contagieuses. La volcanicité du sol, le voisinage du Vésuve, la prépondérance des vents du nord, font que l'air y est un peu excitant, et par conséquent tonique, sans déterminer de dérangement sérieux.

Le climat de Castellamare convient aux personnes

atteintes d'engorgement du foie et de la matrice. Nous pensons toutefois qu'on a beaucoup exagéré les avantages de cette station qui, suivant M. Carrière, n'est pas supérieure à celles des Pyrénées et de la Suisse.

Sorrente nous paraît de beaucoup préférable ; l'atmosphère y est plus lumineuse, l'air plus doux ; cette partie du golfe napolitain produisait, du temps des Romains, des vins supérieurs, parmi lesquels nous devons citer le *surrentinum*, célébré par tous les poëtes du siècle d'Auguste. Le climat, tout aussi tonique que celui de Castellamare, est en même temps plus tempéré ; toutefois, les médecins qui ont étudié les principales stations de l'Italie s'accordent à dire que l'air de Sorrente n'est pas assez doux pour les tuberculeux. Du reste, ces malades ne doivent séjourner dans aucune des stations de la branche orientale du golfe de Naples.

A Sorrente, de même qu'à Castellamare, les malades n'arrivent guère qu'après le premier mois du printemps ; ils y passent la saison chaude.

« La seule ville d'Italie qui offre en été un climat frais et doux est *Sorrente*, située vis-à-vis de Naples, dit le docteur Taylor ; mais la chaleur y est excessive et les mosquites y sont en grand nombre, et, malgré la beauté du site, c'est un séjour fort sombre, parce que le pays est coupé de murs très-hauts ; de sorte qu'on est enfermé dans de petits sentiers étroits, impraticables aux voitures. Il est rare qu'un étranger y revienne deux années de suite. »

Nous sommes à peu de chose près du même avis ; les poëtes italiens ont beaucoup trop exalté la patrie du Tasse : la médecine, qui se préoccupe de la santé des malades beaucoup plus que de poésie, ne montre pas le même enthousiasme. Sorrente est un charmant séjour pour les gens qui se portent bien, mais les valétudinaires ne doivent attendre aucun soulagement de l'efficacité de son climat ; les cas d'engorgement font seuls exception.

Laissons *Massa*, la dernière ville que l'on trouve sur la rive orientale du golfe de Naples ; laissons aussi l'île de Caprée, fameuse par le séjour qu'y fit Tibère, et qu'on doit visiter à cause de ses curiosités naturelles ! Arrivons vite à *Salerne*, dans la principauté Citérieure.

Le climat de Salerne convient en hiver aux malades qui ont passé l'été, soit à Castellamare, soit à Sorrente, parce qu'il est doué de propriétés toniques et modérément excitantes. Des voyageurs enthousiastes n'ont pas craint de dire qu'à Salerne on jouit d'un printemps perpétuel ; nous affirmons, au contraire, que la température s'y abaisse à tel point que l'air devient quelquefois très-piquant, sous l'influence des vents du nord. La campagne est d'une beauté, d'une richesse admirables. C'est notre grasse et féconde Normandie avec le soleil de la Grande-Grèce.

Ici se termine notre voyage médical dans la péninsule italique ; nous avons vu des sites riants et pittoresques, nous avons visité des lieux célèbres dans l'histoire et des stations désignées pour telles ou telles maladies.

Que faut-il croire et penser des influences du climat italien ?

Elles ne sont ni plus efficaces, ni plus nombreuses, ni plus salutaires que celles des stations du midi de la France. Leur principal mérite consiste dans les distractions qu'y rencontrent les malades, dans leur beau ciel, un peu moins inconstant que celui de notre France.

Mais, à part ces avantages, Hyères, Cannes, Nice, Pau et nos autres stations d'hiver n'ont rien à envier à celles de l'Italie. Toutefois, comme le déplacement, les distractions du voyage, sont une des principales conditions pour le soulagement de quelques maladies, nous croyons qu'il est bon de recommander le séjour de la péninsule, si l'on juge que le voyage ne fatigue pas trop les valétudinaires.

S'il en est autrement, on les enverra à Pau, aux thermes pyrénéens, à Hyères, à Cannes, à Nice, à Ville-franche.

Au fait, pourquoi irions-nous chercher ailleurs ce que nous avons chez nous?

IV

CLIMAT DE LA SUISSE

Faire de temps en temps un voyage en Suisse, y passer quelques mois de l'été, au milieu des chalets, des cascades et des lacs, c'est plutôt se conformer à la mode qu'aux prescriptions de la médecine. Cependant, il y a sur tels et tels plateaux des cantons de l'Helvétie des stations favorables pour le soulagement, même pour la guérison de quelques maladies que nous indiquerons.

M. Lombard, médecin très-distingué de Genève, dans son intéressant ouvrage sur *les Climats des montagnes considérés au point de vue médical,* a rendu très-facile le choix des localités appropriées aux maladies. Il divise la partie habitable des montagnes en trois classes de climats :

1º Climats plus doux que toniques,

2º Climats toniques et vivifiants,

3º Climats toniques et très-excitants.

Cette classification nous paraît exacte en tous points ; nous la suivrons, car c'est un guide qui ne saurait nous égarer.

Il serait superflu de démontrer que les nombreuses stations de la Suisse ne sont habitables pour les malades que pendant l'été. Dès les premiers jours d'automne, la température devient presque froide sur presque tous. les plateaux, et les valétudinaires ne sauraient y prolonger leur séjour sans s'exposer à de graves accidents. Les personnes qui voyagent par plaisir ne vont, du. reste, en Suisse, que pendant la belle saison.

N'oublions pas de dire qu'il y a en Savoie, sur la li-- sière helvétique, plusieurs stations qui offrent de pré-- cieuses ressources aux valétudinaires. Ces stations sont::

1º *Mornex*, village situé sur le versant oriental et méridional du Petit-Salève : sa température convient aux personnes qui ont besoin de respirer un air doux et légèrement tonique ;

2º *Monnetier*, village situé dans une gorge qui sé-- pare les deux Salève : sa température est tonique et excitante ; on y trouve d'ailleurs le confortable et presque toutes les aises de la vie.

3° Les *chalets des Treize-Arbres, Grange-Gaby et Grange-Passet* sont très fréquentés ; l'air y est plus tonique qu'à Monnetier ;

4° Le village de *Saint-Gervais* se trouve à 8 kilomètres de la belle vallée de Salanches : son climat est un peu plus tonique que celui de Mornex et plus doux que celui de Monnetier ; il y a des eaux minérales sulfurées-calcaires qu'on emploie avec succès contre les constipations opiniâtres, les maladies de la peau, les gastralgies à caractère bilieux, l'engorgement des viscères abdominaux, etc., etc. Les sites de Saint-Gervais sont admirables, et chaque année, on y voit de nombreuses caravanes d'étrangers ;

5° La *Vallée de Chamouni*, située près de Saint-Gervais, est fréquentée par les malades qui ont besoin d'un climat tonique et excitant : elle est principalement fréquentée par les touristes amateurs d'excursions pittoresques.

Et maintenant, frappons au seuil de l'Helvétie, pour y continuer notre voyage médical.

Les valétudinaires ne doivent se rendre en Suisse que pendant la période des fortes chaleurs de l'été, surtout s'ils se proposent de séjourner sur les hauts plateaux.

Dans les endroits les plus élevés, tels que : les hôtels de Faulhorn, du Stossberg, de la Tête-de-Rang, de

Righikulm, etc. etc., il n'y a guère que deux mois de séjour, juillet et août. Selon nous, M. Lombard se trompe en disant que les valétudinaires peuvent y passer avantageusement le printemps et l'automne.

Il est reconnu et admis par les médecins qui ont étudié et apprécié les effets des climats sur la santé, qu'une des conditions pour obtenir de bons résultats de l'air des montagnes, c'est de changer souvent de localité.

On ne saurait trop recommander aux malades qui partent pour la Suisse, de se munir de vêtements d'hiver, parce que les perturbations atmosphériques sont très-communes sur les montagnes où le froid remplace brusquement la chaleur, où il neige quelquefois au mois de juillet.

Les personnes atteintes de gastralgie ou de dyspepsie devront se tenir en garde contre leur appétit, trop vivement surexcité par l'air des montagnes.

Les affections chroniques de la poitrine peuvent-elles être améliorées par un séjour en Suisse? Oui, pourvu qu'on se conduise avec prudence et discernement.

Avec prudence, c'est-à-dire si, avant de choisir telle ou telle station pour y séjourner, on consulte son médecin qui décidera si le voyage peut être avantageux.

Avec discernement, c'est-à-dire en choisissant telle ou telle station après en avoir visité plusieurs.

Ainsi les phthisiques ne sauraient habiter sans dangers les stations dont le climat est tonique et excitant, à plus forte raison celles dont les climats sont très-excitants.

Les phthisiques érétiques devront donner la préférence à la plaine, s'aventurer tout au plus jusqu'à Mornex, si l'affection est encore à son début. S'il y a tendance aux hémoptysies actives, il faut se hâter de s'éloigner de la Suisse, car on n'y trouverait pas un coin de terre qui ne fût dangereux pour la santé . Les localités les moins élevées, et par conséquent les moins exposées au froid, ne sauraient convenir aux poitrines affaiblies et affectées d'une manière tant soit peu grave.

La phthisie torpide, à sa première période, surtout à son début, se trouve bien de certaines localités, jusqu'à la limite de 1,000 mètres au-dessus du niveau de la mer. Parmi ces stations, dont le séjour peut être indiqué, nous citerons : Mornex, dont nous venons de parler ; Samoëns, dans la vallée du Giffre ; le Petit-Saconnez, non loin du lac de Genève ; Prigne et Viége, dans le Valais ; Charnex, dans le canton de Vaud ; Seelisberg, sur le lac de Lucerne ; Wissembourg, dans le canton de Berne ; Weisbad, dans le canton d'Appenzell ; Geissbad, près de Zug, etc.

Quelques mois de séjour dans une de ces stations guérit, ou du moins soulage, les catarrhes et la bron-

chite chronique, caractérisés par un excès d'expectoration.

Plusieurs médecins conseillent le séjour de Mornex
aux personnes atteintes de coqueluche.

Nous ne parlerons pas de la *cure de petit-lait*, méthode thérapeutique suivie d'abord en Suisse et aujourd'hui généralement adoptée pour le traitement des
affections chroniques de la poitrine. Nous avons la conviction que le climat de l'Helvétie influe beaucoup plus
que le régime lacté sur les guérisons qu'on obtient;
en ceci, nous partageons l'opinion du docteur James,
qui dit, dans son *Guide aux Eaux minérales* :

« La grande majorité des personnes qui se rendent
aux établissements d'Appenzell y viennent pour des
bronchites, pour des laryngites chroniques, des catarrhes ou des tubercules pulmonaires.

« Ces divers états morbides ne tardent pas à être
modifiés dans leurs symptômes. Ainsi, la toux, l'expectoration, les sueurs, diminuent, à moins qu'elles ne
se rattachent à une lésion organique trop profonde. On
comprend combien il est difficile de distinguer ici,
dans l'appréciation des heureux effets du traitement,
ce qui tient à l'action directe du petit-lait, de ce qui
dépend des influences atmosphériques. Celles-ci doivent
jouer également un rôle immense.

« En effet, si l'on ne peut respirer sans danger les effluves pestilentielles des marais, on ne saurait non plus, sans un avantage réel pour le poumon et les autres organes, se baigner dans l'air des montagnes, toujours imprégné des émanations les plus suaves et où ne se mêle pas une molécule qui n'ait une source pure, bienfaisante, réparatrice. »

Où peut-on suivre avec le plus de charmes et de succès la cure du petit-lait?

Dans les stations du canton d'Appenzell, répondent les médecins qui connaissent le mieux la température helvétique. Wiesbad présente pour cela les meilleures conditions. Cette station est située dans une vallée profonde et abritée de toutes parts; elle convient sous tous les rapports aux phthisiques menacés de complications inflammatoires.

Les lymphatiques, les scrofuleux, se trouveront bien de l'air qu'on respire sur les hauts plateaux; ils devront passer d'une localité dans une autre et constater les effets produits sur eux par telle ou telle température.

Le climat des hauts plateaux est favorable à la chlorose, à l'anémie, à l'affaiblissement produit par des habitudes sédentaires, par les travaux d'esprit, par les plaisirs comme par les chagrins; à l'anémie, qui survient à la suite des maladies occasionnées par les pays chauds; aux maladies chroniques du tube digestif, aux pertes utérines passives, à la leucorrhée, à la menstruation surabondante, aux maladies nerveuses, à la faiblesse musculaire, à la paralysie, à l'impuissance virile.

Il y a donc en Suisse remède pour tous les maux, va-t-on nous dire? Hélas, non! Il faut même en détourner les personnes d'une constitution pléthorique exposées aux congestions ou sujettes aux hémorrhoïdes, celles qui sont menacées de maladies du cœur et des gros vaisseaux, les phthisiques de la deuxième période, les hystériques, les rhumatisants.

De plus, les valétudinaires qui se rendront en Suisse sur l'avis de leurs médecins ne devront pas oublier que la durée du séjour demeure subordonnée à une foule de circonstances variables à l'infini. Le baromètre, dans ces circonstances, est le meilleur auxiliaire de la médecine.

Nous appliquerons aux stations de la Suisse ce que nous avons dit au sujet de l'Italie. Le changement de température, d'habitudes, de nourriture, produit pour le moins autant d'effet que le climat. Les distractions, le mouvement qu'on se donne, complètent l'œuvre réparatrice du climat.

V

CLIMAT DE L'ESPAGNE

Catalogne. — Aragon. — Navarre. — Biscaye. — Asturies. — Galice. — Royaume de Léon. — Vieille-Castille. — Andalousie, etc.

Il n'y a pas dans notre Europe occidentale de contrée plus montagneuse que l'Espagne; voilà pourquoi presque toutes les provinces de cet étrange pays présentent en hiver une température moins élevée que celle de la France.

Procédons par ordre : entrons d'abord dans la Catalogne; pour la médecine, tout comme pour Louis XIV, *il n'y a plus de Pyrénées.*

Les géographes divisent l'Espagne en trois parties :

1° Région septentrionale : elle comprend une partie de la Catalogne et de l'Aragon, la Biscaye, la Navarre, la Galice, les Asturies, une partie de la Vieille-Castille et de l'ancien royaume de Léon ;

2o Région centrale, qui se compose de la Nouvelle-Castille, d'une portion de la Vieille-Castille, de l'Estramadure et de Léon ;

3o Région méridionale, qui comprend l'Andalousie les provinces de Valence et de Murcie.

Nous allons suivre ces divisions, et les étudier sous le rapport du climat appliqué à la thérapeutique.

La partie septentrionale de l'Espagne est couverte de hautes montagnes, ramifications de la chaîne pyrénéenne ; la température n'y est pas très-élevée, et l'hiver s'y fait beaucoup sentir ; la Catalogne elle-même, bien qu'exposée aux vents d'est, ne jouit pas d'un climat plus tempéré que nos départements méridionaux. Dans la Navarre et la Biscaye, les conditions climatériques sont à peu près les mêmes qu'à Barcelone ; nous en dirons autant du royaume de Léon.

Le climat de la Galice, de l'aveu de plusieurs médecins renommés, est un des plus fortifiants et des plus sains de l'Espagne septentrionale.

Dans les deux Castilles, nous trouvons les plateaux les plus élevés de la péninsule ; c'est un pays presque stérile et fort peu habité, avec un climat généralement sec et très-variable.

La partie méridionale, comparée aux autres parties du royaume, est une sorte de paradis; c'est sans contredit la seule dans laquelle les valétudinaires atteints d'affections graves pourront se réfugier pendant l'hiver; il y a même un choix à faire, car Valence, Malaga, Séville, et quelques autres localités, à peine mentionnées par les géographes, peuvent seules être indiquées comme stations aux valétudinaires.

L'Anglais Talbot-Dillon dit que Milton alla chercher dans le royaume de Valence l'original des sites poétiques de son *Paradis perdu*. C'est faire beaucoup trop d'honneur à cette contrée. Toutefois, on est obligé de convenir que la végétation y est aussi brillante que variée. Mais la température y est sujette à une foule de variations, de même que dans les régions équinoxiales.

Le climat est plutôt excitant que dépressif en hiver et au printemps, et il convient aux malades qui vont passer la mauvaise saison à Hyères et à Nice; il est bon d'y résider depuis le mois d'octobre jusqu'à la fin de mai; c'est un séjour très-agréable pour les valétudinaires, qui y trouvent toutes les distractions des grandes villes et une riante nature.

Il y a sur le littoral qui s'étend de Valence à Alicante, plusieurs stations telles que :

1º *Gandia, Denia*, beaucoup trop exposées aux vents

de la mer; on pourra y séjourner pendant le printemps, pourvu que les principaux organes de l'économie ne soient pas atteints d'altérations graves;

2° *Alicante,* dont le sol est un des plus fertiles de l'Espagne; la température, très-sèche, ne saurait être favorable qu'aux malades frappés d'atonie, de lymphatisme. Quant aux phthisiques, ils ne doivent pas y séjourner, parce que les variations de l'atmosphère y sont beaucoup trop fréquentes;

3° *Alcoy* et *Orihuela* sont deux vallées très-riches, mais le climat est trop variable pour qu'on y envoie des malades;

4° *Elche* n'a pas d'hiver, à proprement parler; aussi, les valétudinaires qui se trouvent bien du séjour d'Alicante vont-ils souvent à Elche pour faire diversion;

5° *Murcie.* Cette station ne convient guère aux malades, bien que le climat soit généralement doux; l'atmosphère présente trop d'instabilité pour une cure sérieuse.

Nous voici à *Malaga,* dont un poëte espagnol a dit :

> Malaga, la séductrice,
> Ville au printemps éternel,
> Par la mer doucement baignée,
> De jasmins, d'orangers parfumée.

Méfions-nous de la poésie et suivons les conseils de la médecine.

Malaga est, sans contredit, la première des stations médicales de l'Espagne; on ne doit pas s'attendre à trouver ici l'énumération de toutes les maladies auxquelles ce climat peut être favorable ou nuisible; sur ce point, les indications sont, à peu de chose près, les mêmes que pour Cannes et Hyères.

Les malades ne doivent y séjourner que du mois d'octobre au mois de juin; ils ne pourraient supporter la température brûlante qui y règne pendant tout l'été.

Salut à la riante Andalousie! Nous voici à *Séville*, la perle des Espagnes, Séville l'opulente, Séville la cité merveilleuse pour les Castillans comme pour les Andalous, Séville l'ancienne capitale des rois maures, qui ont laissé de si beaux monuments dans cette riche contrée.

Pour le médecin et pour les malades, Séville a des avantages et des inconvénients que nous devons faire connaître.

Comme résidence, cette ville et ses environs conviennent aux personnes affaiblies par de longues maladies, par le plaisir ou par le travail, à celles qui sont atteintes de névralgies occasionnées par l'appauvrissement du sang et des troubles dans les fonctions digestives, aux

chlorotiques, aux lymphatiques, aux catarrheux, surtout aux hypocondriaques. Quant aux phthisiques, ils
ne doivent pas y séjourner, parce qu'ils ont à redouter
les brusques changements de température.

Alcala de Guadaira, situé à dix kilomètres de Séville,
sur la route de Grenade, est une bonne station pour les
personnes convalescentes, surtout pendant les mois
d'avril et de mai.

Grenade, la mauresque, est une station d'été, parce
que la température présente moins d'élévation que sur
les autres points de l'Andalousie.

Cadix, exposé à tous les vents, ne saurait convenir
aux valétudinaires, surtout à ceux qui souffrent des
voies respiratoires. Les médcins constatent que les
maladies de poitrine y sont très-fréquentes.

Gibraltar est très-funeste aux phthisiques : un médecin anglais dit que les soldats de la garnison, après
quelques années de séjour, souffrent presque tous de
la poitrine.

Les *îles Baléares* réunissent toutes les conditions
d'une station hors ligne :

« Les îles Baléares, dit M. Brochard, présentent de
nombreux avantages pour les personnes atteintes de
phthisie pulmonaire. La ville de Palma, à Majorque,
me paraît réunir les meilleures conditions; elle est

située au fond d'une baie ouverte du côté du sud; elle est abritée contre les vents du nord par de hautes montagnes.

« La température y est assez élevée, mais uniforme, et les nuits n'y sont pas trop fraîches comme sur le littoral espagnol. Pendant le séjour qu'y fit l'escadre de la Méditerranée, en 1846, elle n'y compta que fort peu de malades. Lorsque je visitai l'hôpital de Palma, il n'en renfermait qu'un très-petit nombre; les femmes atteintes de syphilis y étaient en majorité.

« On conçoit que, sur de pareilles données, je ne me hasarderais pas à en conseiller le séjour à des phthisiques; j'ai voulu seulement attirer l'attention sur un point peu connu et qui mérite de l'être. »

Nous serons plus affirmatif que le docteur Brochard: Palma est une des stations européennes où les phthisiques se trouvent le mieux, et son climat opère parfois les cures les plus étonnantes.

Du reste, il est vivement à regretter que le climat de l'Espagne n'ait pas été étudié à fond, sous le rapport médical; nous ne pouvons remplir cette tâche dans notre *Guide*, qui doit rester à l'état de manuel pratique pour les malades qui fréquentent les différentes stations médicales, d'après les indications ou prescriptions qui leur ont été données.

13.

De nos rapides considérations sur la température espagnole, il ressort de la manière la plus évidente que les provinces méridionales sont les seules dans lesquelles les valétudinaires peuvent espérer de trouver soulagement sinon guérison.

Dans le nord, le climat est presque généralement moins doux que celui du Roussillon et de l'ancienne Navarre.

VI

CLIMAT DU PORTUGAL

Monchique.—Faro.—Tasira.—Lisbonne.—Ourens.—Loure. Célorico.—La vallée du Mondégo.—Mirandella.—Tras-os-Montes.—L'Algarve.—Madère.

Dans le Portugal, un des plus beaux pays de l'Europe, la salubrité varie comme le climat des diverses localités.

Ainsi, les plateaux de l'intérieur et les hauteurs qui longent la côte réunissent des conditions hygiéniques très-favorables.

On a beaucoup écrit sur la climatologie lusitanienne, mais les renseignements les plus complets que nous possédons sur ce sujet intéressant sont, sans contredit, ceux que M Adrien Balbi a consignés dans son

Essai statistique sur le royaume de Portugal et d'Algarve. Ce savant géographe et climatologue divise le Portugal en deux parties principales :

1º La région froide,

2º La région chaude.

Dans la partie froide, la température semble s'abaisser, à mesure qu'on s'élève au-dessus du niveau de la mer ; sur les plus hautes collines, on trouve presque le climat de l'Allemagne et la floraison des arbres s'y trouve retardée de plus d'un mois comparativement aux plaines et aux vallées des mêmes provinces.

Dans la région chaude, au contraire, l'hiver ne dure guère que deux mois, depuis la fin de novembre jusqu'au commencement de février ; on est alors en plein printemps. De la fin de juillet jusqu'aux premiers jours de septembre, la température devient étouffante comme dans les zones africaines, et, après le coucher du soleil, on y sent les vents alizés, tout comme dans les régions équinoxiales.

La chaleur se fait principalement sentir sur le littoral et dans les pays de plaine où elle surpasse souvent celle du Brésil. Sur les hauteurs, l'air est beaucoup plus doux et la campagne conserve sa verdure dans tout son éclat.

L'Algarve, tout petit royaume entouré des deux

côtés par la mer, fournit les plus curieuses observations sur la climatologie appliquée à la thérapeutique.

« Le climat, dit Silva-Lopez, y est tempéré et sain presque partout. Aux deux extrémités est et ouest règnent d'ordinaire les vents du nord, dont le centre du pays est privé, parce qu'ils viennent se briser contre des accidents de terrain.

« Le printemps et l'automne y sont d'une douceur incomparable ; le premier commence plus tôt qu'ailleurs et ne tarde pas à émailler les prairies de jolies fleurs très-odoriférantes et à faire bourgeonner les arbres, de sorte qu'au mois de décembre les amandiers se couvrent déjà de fleurs et les champs de gazon, ce qui rend les promenades on ne peut plus agréables. »

Les plateaux de l'intérieur, surtout ceux de l'Estrella, présentent des conditions hygiéniques très-favorables et que nous trouvons énumérées dans les ouvrages de plusieurs médecins portugais. Balbi, dont l'autorité ne saurait être contestée, dit que les lieux les plus renommés pour la bonté de l'air sont :

Dans l'Algarve, Tasira, Faro et Monchique.

Dans l'Alemtéjo, Béja, Ourique, etc.

Dans l'Estramadure, Lisbonne, Ourens, Loure.

Dans la Beira, Célorico, Monteigas et toute la vallée du Mondégo.

Les médecins portugais recommandent aux phthisiques le climat des localités tempérées de l'Alemtéjo et de l'Estramadure. Malheureusement, les conditions climatériques du Portugal ne sont pas assez connues pour qu'on puisse indiquer aux valétudinaires les stations qui leur conviendraient le mieux.

« On n'a pas en Portugal, dit M. Barral, d'observations météorologiques propres à caractériser d'une manière exacte le climat des diverses parties du royaume. Ce défaut est tel, quant aux lieux déjà cités, qu'on ne peut même en définir approximativement le climat, ni les conditions météorologiques, et tout ce qu'on dit des guérisons qu'on y rapporte est si vague, les faits diagnostiques sont si rares, qu'ils n'encouragent qu'à faire de nouveaux essais.

« Il ne serait pas étonnant d'après nos informations sur l'Algarve, sa latitude, ses productions végétales et la salubrité du pays, qu'on y rencontrât un jour le climat désiré. Si ce pays était exploré, il est probable qu'on y trouverait une ou plusieurs localités réunissant les conditions voulues, aussi bonnes, si ce n'est meilleures que celles des autres climats de l'Europe recommandées aux phthisiques. Il y règne une atmosphère maritime, et cette contrée se trouve à une si faible distance de la capitale, qu'avec les moyens dont on dispose aujourd'hui, on pourrait s'y rendre en quelques heures sans incommodité. »

Heureux Portugal! les médecins ont négligé d'étudier ton climat dans ses détails, parce que tu possèdes la première de toutes les stations médicales... *l'île de Madère, Ocean's flower*, la fleur de l'Océan, comme dit le poëte anglais Hugues.

Cette île, connue depuis le moyen âge par ses vins exquis et ses autres productions très-variées, n'est guère recherchée par les malades que depuis la fin du XVIIIe siècle, époque où de riches Anglais commencèrent à y séjourner.

Nous n'avons pas à décrire ici la magnifique et étincelante nature qui déploie toutes ses richesses dans cette île enchantée, fille d'un volcan.

La température y est douce en toute saison, mais principalement pendant l'hiver et le printemps; ce qui distingue principalement le climat de Madère, c'est la fixité de sa température, les variations de saison à saison, de mois à mois, oscillant entre 1 et 3 degrés seulement; du matin au soir, la chaleur varie rarement de 7° centigrades, et la température intérieure s'équilibrant facilement avec celle du dehors, les différences ne sont jamais bien sensibles.

La ville de *Funchal*, capitale de l'archipel, est la

principale station. Les médecins ne sont pas d'accord sur le caractère propre du climat de Madère; les uns disent qu'il est excitant, les autres affirment qu'il est sédatif. Nous croyons qu'il peut produire également les deux effets : cela est subordonné aux maladies, ainsi qu'aux tempéraments des étrangers.

Voici ce que dit le docteur Mitter-Mayer :

« Madère n'a point de rivale pour l'influence bienfaisante de son climat, plutôt humide que sec, sur la presque totalité des maladies du larynx et de la poitrine où prédominent l'irritation et l'inflammation; j'ai observé une guérison rapide, ou du moins une sensible amélioration chez les sujets atteints de laryngite franche, de bronchite chronique, de pneumonie chronique, d'épanchements anciens dans la plèvre.

« Presque tous les malades qui séjournent à Madère sont des tuberculeux. Le climat de cette île exerce une influence salutaire, non-seulement sur les phénomènes pathologiques propres au poumon, mais encore sur la santé générale des malades. Le reproche qu'on lui fait de troubler la digestion et d'affaiblir le corps est, d'après mes observations, sans aucun fondement. Presque tous les malades, au contraire, très-peu de temps après leur arrivée, voient leur appétit s'améliorer et sentent leurs forces revenir. J'ai observé généralement une augmentation dans le poids de leur corps, au bout de quelques mois de séjour. »

Voilà certes, un témoignage éclatant rendu à l'efficacité thérapeutique du climat de Madère! Le docteur Mitter-Mayer n'a rien exagéré, et tous les médecins qui ont visité cette île partagent son opinion. M. Garnier est à peu près le seul à émettre un avis contraire ; en novembre 1861, il écrivait dans la *Revue médicale* :

« D'après la nature éminemment sédative du climat de Madère, sans qu'il soit dépressif, comme celui de Rome, par exemple, ne peut-on pas dire qu'il convient dans tous les cas où il y a phlegmasie, irritation, surtout chez les sujets d'un tempérament nerveux, sanguin, irritables et prédisposés aux hémorragies ?

« Les gens mous, lymphatiques, qui ont besoin d'être excités, stimulés, pour l'usage régulier de leurs fonctions, n'y trouveront au contraire aucun soulagement ; les climats d'Alger, des Pyrénées, leur seront plus profitables.

« Sans doute, il y a des exceptions nombreuses, des indications spéciales qui peuvent infirmer cette règle ; il y a aussi dans la topographie si accidentée de l'île, des sites, des endroits, où l'on peut modifier, corriger les effets prédominants du climat.

« Mais enfin, tel en est le caractère essentiel sur lequel les praticiens ont besoin d'être fixés. »

Notre opinion est que le climat de Madère, bien qu'essentiellement sédatif, a des qualités légèrement excitantes; l'air de Funchal est le meilleur qu'il y ait au monde pour les poitrinaires, à quelque catégorie qu'ils appartiennent.

Une statistique de M. Lund porte que, sur cent phthisiques arrivés à Madère à des divers degrés de la maladie, trente-sept au premier degré sont repartis guéris; cinq au deuxième degré et cinq au troisième.

« Ce qu'il y a de certain, dit ce médecin observateur, c'est qu'à Madère une personne qui est au premier degré de la phthisie pulmonaire a infiniment plus de chances de voir sa maladie s'arrêter, qu'en Angleterre, dans le nord de la France ou dans tout autre pays froid ; et que, dans les dernières périodes de la maladie, ses progrès sont rendus beaucoup plus lents ; enfin que, dans un petit nombre de cas, la prolongation de la vie a été considérable.

« Beaucoup de malades vivent à Madère plus long-temps, trois ou quatre ans au delà de la durée ordinaire des trois périodes de la maladie, qui est en Angleterre seulement de 18 à 24 mois.

« Parfois, le temps d'arrêt s'est prolongé dix, douze et

même vingt ans, et plusieurs phthisiques ont vécu dans l'île, en parfaite santé, alors que leurs frères ou leurs sœurs avaient tous succombé; ou bien ils sont arrivés sous le soupçon d'une phthisie pulmonaire et n'ont jamais éprouvé les atteintes de cette maladie. »

Mitter-Mayer, dont nous avons déjà invoqué l'autorité, n'est pas moins affirmatif et concluant :

« Sur deux cents malades environ, la plupart tuberculeux, qui viennent chaque année à Madère, dit le savant docteur, il n'en est mort dans ces dernières années que la dixième partie, résultat fort satisfaisant, si l'on considère que bien des malades arrivent dans l'île, sinon mourants, du moins dans les dernières périodes de la phthisie.

« Les phénomènes qui accompagnent la mort des tuberculeux sont à Madère, comme ailleurs, ceux de la colliquation ; cependant il arrive souvent que les sujets s'éteignent dans un état très-supportable, sans avoir à souffrir, ni de la transpiration, ni de la diarrhée colliquative. Il y donc des malades à qui le climat de Madère, quelque excellent qu'il soit, ne peut apporter le soulagement qu'ils désirent. Le médecin ne doit pas exposer de pareils malades à un voyage si long avec des chances de guérison presque nulles. A cette catégorie appartiennent les phthisiques dont l'affection montre

un caractère aigu très-prononcé, ceux chez qui l'infiltration a atteint une grande étendue, comme lorsqu'elle
a envahi la moitié des poumons; ceux chez qui la
phthisie est compliquée d'autres maladies graves; enfin,
ceux à qui une trop grande faiblesse ne permet pas
d'entreprendre un pareil voyage. »

Ces sages et judicieuses observations nous paraissent
de tous points conformes à la vérité médicale; on aurait
tort de croire, en effet, que l'île de Madère est pour
tous un asile inaccessible à la mort. Dans cette île,
pourtant si largement dotée par la nature sous le rapport du climat, les chances de guérison seront toujours
d'autant plus grandes et plus nombreuses, que la maladie sera plus rapprochée de son début et aura, par
conséquent, pris peu de développement. Les phthisiques de la troisième période ne sauraient trouver guérison sur aucun coin de notre globe; ceux de la seconde
période recouvrent difficilement la santé, mais enfin il
s'en trouve beaucoup qui échappent au fléau; ceux
de la première période peuvent en toute confiance entreprendre le voyage de Madère.

Les personnes atteintes de maladies de poitrine et qui
se proposent d'aller à Madère doivent partir, de préférence, dans la première quinzaine de septembre,
parce que la mer n'est pas encore troublée par les tem-

pêtes qui surviennent à l'équinoxe d'automne ; en arrivant dans l'île, elles auront à consulter un médecin qui leur indiquera quel est le point qui leur convient le mieux pour les premiers mois de leur séjour.

Aux phthisiques prédisposés aux congestions et aux hémoptysies, avec symptômes inflammatoires ou nerveux, il indiquera un des villages situés à l'est de Funchal, complétement abrités du vent du nord,

A ceux qui ont besoin d'être stimulés, tonifiés, on indiquera un séjour plus rapproché du nord, plus élevé, parce que l'air y est tonique, beaucoup plus que sédatif.

Nous avons déjà dit que l'hiver est très-doux à Madère, et qu'à proprement parler l'hiver n'y est pas connu ; il arrive donc très-souvent que les malades, à leur arrivée, se trouvant subitement réchauffés par un air presque tiède, quittent leurs gros vêtements ; c'est une imprudence contre laquelle nous ne saurions trop les prémunir. Ils ne doivent se découvrir qu'avec des précautions extrêmes, surtout pendant les promenades et excursions dans l'île, et prendre des vêtements plus chauds, le matin et le soir, que pendant le reste de la journée, parce qu'il s'opère alors de petites variations de température qui pourraient leur être nuisibles, au point de compromettre ou du moins de retarder leur guérison.

Le séjour de Madère est-il favorable aux phthisiques pendant l'été ?

Nous ne le pensons pas, à moins qu'ils ne se fixent sur les hauteurs où l'air est presque toujours vif et un peu frais. Ce déplacement devient indispensable parce que, pendant la période des fortes chaleurs, le climat de l'île produit des effets déprimants, que peu de tuberculeux bravent sans danger. Il vaut infiniment mieux suivre ici la tradition qui se trouve d'ailleurs en accord parfait avec les praticiens les plus renommés, c'est-à-dire quitter Madère en juin ou dans les premiers jours de juillet, et revenir, soit en Italie, soit aux Pyrénées, soit aux stations suisses que nous avons indiquées.

La vie est-elle bonne et agréable à Madère? vont nous demander les malades qui sentent qu'ils ont besoin de confortable autant que des influences plus ou moins salutaires de tel ou tel climat....

Nous répondons que la nourriture, base première de toute hygiène bien entendue, y est excellente, sauf le pain qui pèche par les procédés de fabrication ; les aliments y sont sains, variés, substantiels, et les gourmands eux-mêmes se trouvent bien aux principales tables d'hôte de Funchal. On y trouve à profusion les fruits des régions les plus chaudes et d'excellents raisins dont les malades ne devront pas faire abus, car il survient parfois des accidents très-graves.

Le vin blanc de Madère est renommé dans le monde entier, et, sous plusieurs rapports, il est à la hauteur de la réputation que lui ont faite les gourmets : toutefois, les malades devront en user très-modérément, parce qu'il irrite les bronches, et lui préférer le vin rouge, connu dans l'île et même en Portugal et en Espagne sous le nom de *Madère de Bourgogne;* il est beaucoup moins alcoolique, moins sec que le madère blanc.

Quant aux distractions, elles se bornent à des promenades, à des excursions dans l'île. La ville de Funchal, siége du gouvernement, bien que sa population soit d'environ vingt mille âmes, n'a ni théâtre, ni musées, ni jeux. La vie y est par conséquent très-monotone. Qu'importe aux phthisiques qui y recouvrent la santé ! il y a large compensation.

VII

Alger.—Blidah.—Saint-Eugène.—Oran.—Philippeville. Constantine.—Kabylie

Étudiée au point de vue de la climatologie appliquée à la thérapeutique, l'Algérie ou Afrique française offre ample matière aux observations les plus utiles, les plus curieuses. D'après M. Mac-Carthy, on y distingue quatre climats principaux.

1° Climat de la côte, où dominent les influences de la mer;

2° Climat des plateaux intérieurs du Tell, où la mer ne se fait guère sentir.

3° Climat des steppes, soumis aux influences d'une position essentiellement continentale;

14

4° Climat saharien, avec la température sèche et souvent brûlante du désert.

Certes, ce n'est pas vers ces deux dernières zones qu'un médecin doit diriger ses malades, si toutefois il suppose que le climat de l'Algérie pourra leur être favorable.

Et d'abord, y a-t-il en Algérie, des stations qu'on puisse désigner pour la guérison de telle ou telle maladie?

Nous lisons dans le *Bulletin de l'Académie royale de médecine* de 1836, que l'Académie, dans une discussion qui eut lieu au sujet de l'influence curative du climat de l'Algérie, déclara, à une grande majorité, qu'il lui semblait fort douteux que le climat algérien fût favorable à la guérison des maladies de poitrine. Cette conclusion, qui n'était pourtant qu'un doute formulé, a suscité depuis de nombreux détracteurs de l'Algérie qu'on nous a dépeinte comme une terre pestilentielle. D'autres sont tombés dans l'excès contraire, en attribuant au climat de nos possessions africaines des qualités qu'il ne saurait réunir. Consignons ici nos propres observations corroborées de celles de nos confrères qui ont étudié cette question doublement importante au point de vue français et médical.

En 1859, le ministre de l'Algérie et des colonies

chargea le docteur de Pietra-Santa d'aller étudier l'influence du climat algérien sur les affections chroniques de poitrine ; nous n'avons pas besoin de dire que cette mission, beaucoup trop complexe, ne pouvait être remplie que d'une manière très-imparfaite : **M.** de Pietra-Santa n'a eu ni le temps ni les données nécessaires pour asseoir une doctrine ; cependant, le rapport qu'il a publié depuis, dans les *Annales d'hygiène publique,* 1860, contient des documents très-curieux, très-instructifs : .

« Les phénomènes électriques doivent, dit-il, jouer un rôle assez important dans le climat d'Alger ; malheureusement, nous ne pouvons pas invoquer à l'appui de cette opinion des observations sérieuses ; tous les praticiens de la colonie, tous les voyageurs, reconnaissent dans l'air de la ville un je ne sais quoi de plus stimulant, de plus actif, qui modifie profondément l'organisme. Dès qu'on débarque, les fonctions acquièrent tout d'abord une grande énergie, l'appétit augmente, les sécrétions deviennent plus abondantes.

« Un second fait, que nous nous bornons à énoncer, parce qu'il sera l'objet d'un examen ultérieur, c'est la rapidité avec laquelle marche la maladie. Dans les cas de pleurésie, de pneumonie, on voit l'évolution des diverses phases se faire d'une manière rapide et presque instantanée. »

Plus loin, M. de Pietra-Santa ajoute :

« Par les journées d'hiver les plus belles en apparence, en nous promenant sur la place du Gouvernement, entre quatre et cinq heures de l'après-midi, nous étions saisi par une impression de froid plus ou moins humide qui nous forçait à nous couvrir plus chaudement. Lorsqu'il régnait un peu de vent, que le ciel était sombre ou nuageux, nous avons dû nous réfugier dans l'intérieur de la ville, à l'abri des arcades ; deux heures après, on retrouvait à cette même place la température du milieu de la journée. »

Dans un autre passage, nous trouvons les lignes suivantes, qui ont dû effrayer et retenir les malades qui se proposaient de passer en Algérie :

« A notre arrivée, le docteur Miguères, avec une obligeance sans égale, nous avait fait observer une vingtaine de ses clients atteints de phthisie à divers degrés.... Dans l'espace de six mois, nous avons vu périr successivement ceux mêmes que nous comptions revoir l'année suivante ; ce n'était pas précisément la marche galopante de la *phthisis florida*, mais une succession plus prompte des symptômes morbides, une évolution plus rapide de la maladie. »

A ce tableau un peu sombre, opposons le témoignage beaucoup plus rassurant du docteur Dru, un des panégyristes les plus ardents du climat algérien :

« Nous pensons, dit-il, que non-seulement les poitrinaires peuvent trouver sous le beau ciel d'Alger un soulagement à leur affection, mais qu'ils peuvent même y guérir. »

« L'Afrique, dit M. de Baudicourt, l'Afrique injustement décriée, ce tombeau de notre armée et de nos colons, va devenir le rendez-vous de toutes les santés délicates. »

« Je voudrais, dit de son côté M. Bertherand, fondateur de la *Gazette médicale de l'Algérie*, je voudrais réunir à Alger, dans un vaste lycée, tous les enfants du continent français qu'une diathèse héréditaire ou acquise aurait signalés comme atteints d'une tuberculose imminente, ce serait le moyen de neutraliser les influences congénitales et d'enrayer les lésions ébauchées. »

Ainsi, d'après des praticiens tous distingués et recommandables par des travaux spéciaux, le climat d'Alger serait à la fois une sorte de paradis terrestre pour les malades et un séjour des plus funestes. Nous avons pu nous convaincre par nous-même qu'il y a exagération évidente de part et d'autre : il ne faut pas trop demander au climat algérien, mais il y aurait injustice ou prévention à lui refuser certaines influences très-favorables.

Étudions un peu la zone climatérique qui peut être fréquentée par les malades, c'est-à-dire le littoral et les plateaux du Tell.

Les vents d'ouest et surtout d'ouest-nord-ouest prédominent pendant presque toute l'année; le *sirocco*, ou vent du désert, sec et brûlant, y exerce trop souvent une influence torride et accablante; l'air est plutôt sec qu'humide, et moins pur à Alger que dans les environs. La saison pluvieuse s'étend de novembre à avril et la saison sèche de mai à octobre inclusivement; le climat devient presque insalubre en été et en automne, insalubre pour les malades et pour les personnes nouvellement arrivées. La température, comparativement douce en hiver, est très-chaude en été, et sujette à de grandes variations. La pluie tombe par averses de courte durée, mais très-souvent répétées et très-abondantes.

Ces simples indications suffisent pour démontrer que si le climat d'Alger est favorable à la phthisie pulmonaire dans certains cas, il peut devenir très-nuisible dans d'autres. Il est reconnu par les praticiens algériens que la phthisie éréthique, avec réaction de l'élément nerveux, trouve presque toujours sous le ciel africain des conditions favorables à une évolution fatale.

Les phthisiques hémoptoïques et avec toux brève doivent éviter l'Algérie, qui ne saurait que leur être préjudiciable.

« Les torpides, dit le docteur Pietra-Santa, qui ont besoin d'un air à éléments toniques, oxygénés, réparateurs, le trouvent pendant l'hiver dans l'atmosphère d'Alger.... Les éréthiques y cherchent en vain l'air tiède et humide, calme et presque énervant, indispensable à leur bien-être. »

Donc, d'après les indications thérapeutiques qui viennent d'être énoncées, l'efficacité du climat algérien se trouve restreinte à la première période de la phthisie torpide : mais ce même ciel convient parfaitement aux affections qui ont besoin d'un air doux, plutôt sec qu'humide ; à la forme humide du lymphatisme et des scrofules, à la chloro-anémie avec infiltration des tissus, aux dyspepsies atoniques et aux paralysies indolores.

Mais gardez-vous bien de séjourner sur la plage algérienne, vous tous, valétudinaires très-impressionnables, névralgiques et goutteux, asthmatiques nerveux ; vous surtout qui êtes atteints d'emphysème pulmonaire, de maladie de cœur ; vous femmes prédisposées aux pertes utérines, car l'Afrique française serait pour vous une région inclémente et très-insalubre.

Le séjour des stations algériennes exige certaines précautions hygiéniques; nous allons les indiquer très-succinctement.

Les phthisiques qui débarquent à Alger devront habiter de préférence les environs de la ville, qui n'offre pas elle-même toutes les conditions désirables de salubrité. Pour les personnes frappées d'asthénie, les médecins désignent les coteaux de Saint-Eugène.

« Il est difficile, dit à ce sujet M. Carrey, de trouver un site africain ayant un plus riant aspect et une température plus salubre. C'est à Saint-Eugène qu'est le vrai paradis des malades algériens; la brise de mer y souffle presque constante; les collines auxquelles il est adossé le garantissent à la fois des froidures glacées des hauts plateaux et des chaudes haleines du sirocco du désert. Les miasmes de la Mitidja ne montent pas jusqu'à ses versants éloignés. »

Nous conseillons aux valétudinaires de ne séjourner en Algérie que du mois de novembre au mois de mai, et aux tuberculeux de rechercher les anfractuosités du Sahel.

Les phthisiques au deuxième degré se fixeront à Mustapha-Inférieur, dont la température plus douce et l'air moins stimulant les garantiront des mouvements congestionnaires si redoutables pour eux.

Tous les émigrants de France qui se rendent annuellement aux stations de l'Algérie auront à se prémunir contre les variations de température, surtout s'ils sont souffrants et d'un tempérament délicat ; ils devront chercher dans les distractions et les promenades le soulagement que l'influence du climat ne saurait seule leur donner.

Nous ne parlerons pas de la Mitidja dont le séjour est souvent funeste, même aux personnes qui se portent bien : les phthisiques doivent fuir cette vaste plaine dont les miasmes sont très-souvent délétères.

Et Blidah, la Sybaris des anciens Maures d'Alger, Blidah, la ville aux orangers, aux citronniers ?

Les médecins qui ont écrit sur les conditions climatériques de l'Algérie n'en font pas mention, probablement parce qu'ils ont jugé que ce séjour serait peu favorable aux valétudinaires ; cependant les phthisiques de la première période se trouvent bien de cette station qui offre, d'ailleurs, tous les avantages d'une belle et riche nature.

Oran et Philippeville jouissent d'une température beaucoup trop excitante, et, pendant les chaleurs de l'été, les malades étrangers à la colonie ne sauraient y résider sans de graves inconvénients.

A Constantine, le climat est trop froid et trop excitant ; les malades de cette ville émigrent pendant l'hiver, et vont demander à Saint-Eugène ou à Mustapha-Inférieur, une température plus douce et moins sujette aux variations occasionnées par les vents.

L'intérieur des terres est inhabitable pour les phthisiques, de sorte que, à proprement parler, les environs d'Alger offrent seuls des stations où les valétudinaires peuvent se réfugier pendant les mois d'hiver. Mieux vaut cent fois rester à Hyères, à Cannes ou à Nice ; on n'a pas à redouter les incidents de la traversée, on ne change pas de continent, et on trouve réunies, à un degré supérieur, les conditions thérapeutiques, même les agréments que ne possède pas encore l'Algérie.

Le docteur Champouillon dit, en parlant du climat algérien :

« D'après Grotius, la France est le plus beau des royaumes après celui de Dieu ; façonnée par l'industrie et la civilisation françaises, l'Algérie deviendra la terre promise des phthisiques. »

C'est notre vœu le plus sincère.

VIII

CLIMAT D'ÉGYPTE

Le Caire et Saïd.

L'Égypte, terre classique des monuments gigantesques, l'Égypte qui fut, dit-on, le berceau de notre
civilisation, jouit d'un climat qui en rend le séjour
favorable à certains malades. C'est un pays plus sain,
à certaines époques de l'année, que beaucoup de nos
régions européennes; les anciens y envoyaient les
phthisiques. Pline le Jeune dit qu'un de ses affranchis
se trouva guéri d'une hémoptysie, après un séjour
de quelques mois en Égypte; Celse, un des plus grands
médecins de son siècle, préconisait l'air épais d'Alexandrie.

Aujourd'hui on pense, au contraire, que le climat

d'Alexandrie, et généralement celui du Delta, ne saurait convenir aux tempéraments délicats; on donne la préférence à la station du Caire, où la température est sujette à moins de variations; il en est de même de presque toutes les localités de la haute Égypte.

Au Caire, l'année est divisée en deux saisons : l'une, qui dure d'octobre jusqu'à mars, est très-tempérée; l'autre, de mars à septembre, est très-chaude, et, par conséquent, nuisible aux valétudinaires.

Le climat du Caire convient presque à tous les états pathologiques pour lesquels nous avons désigné la station de Cannes; les médecins donnent la préférence à la station égyptienne à cause du degré plus élevé de la température. Ce séjour n'est bon que pour les laryngites chroniques, les catarrhes atoniques, avec dilatation des bronches, la première période de la phthisie torpide et catarrhale.

Voici comment s'exprime le docteur Pruner :

« Bien qu'il se rencontre quelques cas exceptionnels de phthisie parmi les individus, surtout du sexe féminin, venus des contrées plus froides, généralement, les Européens suspects de quelque affection tuberculeuse perdent entièrement cette disposition par un séjour prolongé dans le pays; mais nous ne connaissons aucun cas où les malades venus du dehors se soient rétablis, quand la maladie était arrivée à la fin de la seconde période ou à la troisième. »

Un autre médecin, le docteur Reyer, fait l'apologie la plus complète du climat du Caire :

« Le climat de l'Égypte, dit-il, peut être supporté par les tuberculeux qui viennent du nord, et il est préférable à tous les climats qu'on pourrait leur conseiller.

« Son influence est très-marquée, quand les malades ne présentent que des signes pathologiques dans la portion supérieure des poumons, avec un léger catarrhe pulmonaire, un peu de toux et quelques crachats sanguinolents. Ceux-là pourront espérer la guérison, s'ils veulent passer deux ou trois hivers consécutifs en Égypte, et, pendant ce temps, se vêtir et se couvrir d'une manière convenable..... Ceux qui auront une infiltration tuberculeuse, sans cavernes, prolongeront leur vie, en restant en Égypte une série d'années. .....

« Les tuberculeux avancés, ceux chez qui l'infiltration est étendue ou qui ont déjà des cavernes, n'ont rien à attendre de ce climat, qui, dans certains cas, hâterait leur fin. »

Il y a du vrai dans les observations, pourtant contradictoires des docteurs Pruner et Reyer ; comment en serait-il autrement ? Le climat de l'Égypte a ses in-

15

fluences salutaires, cela est incontestable, mais il y aurait folie à le considérer comme la panacée de tous les phthisiques.

Il y a d'ailleurs beaucoup de précautions à prendre pour qu'un séjour en Égypte devienne efficace et profitable. Les valétudinaires ne doivent arriver au Caire que vers le commencement d'octobre; ils quitteront l'Égypte au commencement d'avril; car, pendant ce mois, la température est déjà si élevée qu'ils ne pourraient la supporter sans souffrance et sans péril.

Ils devront, autant que possible, se rapprocher de la lisière du désert où ils trouveront des conditions plus favorables que dans les environs de la ville et sur les bords du Nil.

De plus, ils porteront des gilets de flanelle, afin d'échapper aux brusques changements qui surviennent dans la température, et ils auront soin de se vêtir plus chaudement le matin et le soir, que pendant le reste de la journée.

Si l'état des forces le leur permet, ils pourront remonter le Nil, jusqu'à l'île de Philæ; ce voyage dans la haute Égypte sera à la fois une distraction et une excursion thérapeutique.

Le climat de la haute Égypte et surtout celui de Saïd est très-favorable à presque tous les cas de phthisie; nous en dirons autant de Thèbes et d'Assouan, les deux principales stations du haut pays.

Il y a quelques années, Rachel, la grande tragédienne, alla demander à la terre des Pharaons une santé qu'elle ne devait plus recouvrer. Hermione était frappée mortellement! Elle resta plusieurs mois dans une cange, sur le Nil; mais le fleuve sacré d'Isis et d'Osiris ne devait pas rallumer chez elle le flambeau de la vie, déjà presque éteint.

Rachel revint dans le midi de la France, où elle expira peu de temps après son arrivée. Cet exemple n'est pas encourageant pour les phthisiques qui seraient tentés de se réfugier au Caire ou à Saïd. Néanmoins, le percement de l'isthme de Suez devra modifier les conditions climatériques de l'Égypte, et les malades ne se trouveront, pour ainsi dire plus en pays étranger, car la France y compte une nombreuse et brillante colonie qui accomplit un des travaux les plus gigantesques du xixᵉ siècle.

IX

CLIMATS D'AMÉRIQUE, D'ASIE ET D'AFRIQUE

Y a-t-il en Amérique, en Asie et dans les régions de l'Afrique tropicale des stations qu'on puisse désigner aux valétudinaires? Nous ne saurions le préciser; car les médecins voyageurs ne nous ont transmis, à ce sujet, que des renseignements fort incomplets.

Cependant il importe de dire quels sont, à peu près, les climats qui conviennent le mieux aux valétudinaires.

A notre avis, les personnes atteintes d'affections graves, surtout les phthisiques, ne doivent pas entreprendre de longs voyages d'outre-mer, si elles n'y sont absolument forcées. Les incidents d'une longue navigation, surtout lorsqu'on se trouve sous les tropiques, peuvent occasionner de funestes perturbations.

15.

De plus, le Européens, dans les régions tropicales, doivent suivre un régime tout à fait spécial, sous peine de périr victimes des influences de climats tout à fait nouveaux pour eux. Il y a, par conséquent, des règles d'hygiène dont l'observation ne saurait être trop recommandée.

Ainsi, à l'île de la Réunion, à Pondichéry, comme à la Martinique et à la Guadeloupe, les Européens sont astreints à la plus grande sobriété, surtout en ce qui concerne les fruits et les boissons ; une nourriture tonique et prise par petites quantités diminue considérablement les dangers de l'acclimatation. Nous ne parlons pas de la fièvre jaune, maladie spéciale au nouveau monde ; ces cas sont exceptionnels et n'entrent pas dans le cadre de la thérapeutique ordinaire.

Les voyages et même le séjour aux Antilles produisent, dans certains cas, les effets les plus favorables. On nous montrait dernièrement une jeune personne de vingt et un ans, jouissant d'une santé resplendissante et qui était, il y a trois ans, condamnée comme poitrinaire par les plus célèbres médecins praticiens de Paris. Son père fut obligé de faire un voyage à l'île de la Réunion, et il emmena toute sa famille. Pendant la traversée, la jeune malade fut très-souffrante, et en débarquant à Saint-Denis, elle était d'une faiblesse extrême.

Un planteur, ami de son père, lui offrit une maison qu'il possédait à six kilomètres de la ville ; elle y passa une année au milieu des travailleurs employés à la culture et à l'exploitation. L'influence du climat, les distractions, le mouvement qu'elle se donnait pour se rendre utile, opérèrent une sorte de miracle, et le plus renommé des médecins de l'île déclara que la demoiselle était complétement guérie, qu'il n'y avait plus chez elle vestige de phthisie. Les symptômes ne se sont plus reproduits depuis.

Un jeune officier avait contracté au siége de Sébastopol une maladie de poitrine, dont le caractère devenait de plus en plus alarmant. Il fut envoyé à la Guadeloupe.

—Mourir aux Antilles ou dans une garnison de de France, se dit-il, peu m'importe !.. Mes camarades partent, je les suivrai.

Il est revenu parfaitement guéri, et il dit à qui veut l'entendre que le climat de la Guadeloupe est un des plus efficaces contre la phthisie. Il exagère peut-être un peu, dans l'ardeur de sa reconnaissance ; cependant l'air volcanique des Antilles et la température mitigée par ses vents alizés doivent exercer une influence salutaire sur les affections de poitrine.

Mais en Amérique ainsi qu'en Europe, les malades

doivent venir en aide au climat, en s'abstenant des moindres excès, et en suivant rigoureurement les prescriptions de l'hygiène propre à ces régions lointaines.

Dans aucun cas, nous ne conseillerions à des valétudinaires le voyage des Antilles; car, selon nous, le remède serait pire que le mal. Toutefois, les malades qui se sentent assez de force et de courage pour supporter les fatigues d'une longue navigation se trouveront, dans beaucoup de cas, soulagés, sinon guéris par la traversée. Ce que nous avons dit des effets des voyages sur mer reçoit ici son entière application.

Dans l'Afrique orientale, il y a quelques points où les Européens peuvent séjourner sans trop de danger pour leur santé, mais nous ne saurions en désigner un seul qu'on puisse considérer comme une station médicale.

La température à la fois humide et brûlante de l'Afrique occidentale est des plus nuisibles, et les garnisons européennes y sont décimées par de cruelles maladies; les nègres seuls peuvent habiter ces régions aux miasmes incessants et délétères.

L'Asie, ce berceau de l'humanité, l'Asie, ce jardin de la terre, où la tradition place le paradis habité par Adam et Ève, réunit tous les climats et toutes les tem-

pératures ; mais nous ne connaissons que très-imparfai-
tement ces régions, surtout au point de vue médical.

Tout ce que nous pouvons dire, avec pleine et entière connaissance de cause, c'est que sous les diverses latitudes et au milieu des atmosphères les plus opposées, il faut se conformer aux prescriptions générales de l'hygiène ; il y a en médecine des principes fondamentaux qui ne sauraient changer ; le tout est de les suivre, à Pondichéry, comme à Paris, à Calcutta comme à Nice, dans la presqu'île du Gange comme à Naples.

Pourquoi certains climats sont-ils mauvais? Parce qu'on ne sait pas se mettre à l'abri de leurs influences.

QUATRIÈME PARTIE

GUIDE DES BAIGNEURS AUX EAUX DE FRANCE

ET DE L'ÉTRANGER

I

La vie aux eaux. — Les bains, les mœurs et la santé publique.
— Les bains chez les anciens. — Les oisifs. — Les ennuyés. — Les
joueurs. — Les malades. — Madame de Sévigné à Vichy. —
Spa en 1782.

Dans notre siècle de rénovation, de grandes entreprises, de luxe, de plaisir et de travail, les bains et la
vie qu'on y mène sont, sans contredit, un des caractères particuliers à toutes les classes de la société qui
s'est modifiée, transformée. Chaque année, aux premiers jours du printemps, les personnes de loisir font
leurs préparatifs de départ, et puis s'en vont *aux eaux;*
les unes restent en France, et les autres émigrent en
Allemagne, en Italie, en Suisse : passer plusieurs saisons aux eaux, c'est du suprême bon ton, c'est le
complément obligé des fêtes, des magnificences de
l'hiver.

La vie des eaux, c'est la continuation de l'existence parisienne, avec toutes ses distractions et presque son mouvement habituel ; on va à Vichy, à Bagnères, aux Eaux-Bonnes, à Dieppe, à Bade, à Hombourg, au lieu de rester à Paris avec le commun des mortels ; il n'y a pas d'autre différence ; on retrouve dans toutes les stations thermales un petit coin de la grande capitale.

Parmi les personnes qui fréquentent habituellement les bains, il y a quatre catégories :

1º *Les oisifs,* qui quittent Paris ou leur résidence habituelle pour échapper à la monotonie d'une vie continuellement inoccupée ;

2º *Les ennuyés,* qui, ne trouvant pas en eux-mêmes, ni dans leurs relations habituelles, des distractions suffisantes, vont s'égayer, s'étourdir aux stations thermales ;

3º *Les joueurs,* catégorie malheureusement trop nombreuse ; ceux-là ne restent pas en France, où la roulette n'est pas tolérée ; ils vont à Bade ou à Hombourg, et la plupart en reviennent ruinés, avec une santé délabrée par les cruelles émotions du hasard.

On comprendra que ces trois catégories de soi-disant baigneurs n'ont pas de droits bien acquis à notre sympathie et à notre sollicitude, que nous devons réserver pour les malades ; à eux tous nos soins et toutes nos préoccupations ; pour eux seuls nous avons écrit ce livre qui sera leur guide, leur conseiller fidèle.

L'ardeur d'émigration qui pousse tous les ans tant de voyageurs vers les grands établissements de France et de l'étranger, et qui est, sans contredit, un des traits particuliers à notre époque, exerce une très-grande influence sur les mœurs et sur la santé publique.

Certes, les mœurs n'ont pas beaucoup à gagner à ces habitudes toutes nouvelles, mais la santé publique s'est considérablement améliorée, et des maladies réputées autrefois incurables tendent à disparaître ; beaucoup d'autres cèdent au traitement qu'on suit dans les établissements thermaux ! Sous ce point de vue, la vie des eaux, si promptement inaugurée, est un bienfait incontestable ; mais, pour en profiter et pour en jouir, il y a beaucoup de précautions à prendre, il y a des prescriptions hygiéniques à suivre.

On serait dans une grande erreur, si l'on croyait que les anciens ne connurent pas la plupart de nos sources minérales. Tous les peuples civilisés ont recherché les bains. Les Égyptiens se baignaient souvent dans le Nil, et les ablutions sacrées faisaient partie de leur religion ; ils destinaient les bains chauds à réparer les forces abattues par de longs travaux ou de violentes fatigues.

Chez les Romains, le goût des bains devint une des

nécessités de la vie, et les débris des *thermes* magnifiques élevés par les consuls et les césars témoignent du luxe qu'on déployait dans ces sortes d'établissements publics. Les maîtres du monde propagèrent partout ce goût ou plutôt cette passion des bains : dans tous les endroits où ils trouvèrent des sources minérales, ils élevèrent des monuments dont nous trouvons la description chez les poëtes.

Mais, après la chute de l'empire, les invasions des barbares rendirent les voyages, les communications d'une région à une autre, tellement dangereux, que les établissements thermaux longtemps fréquentés par l'élite de la société gauloise furent complétement délaissés et tombèrent en ruine.

Vers la fin du xvie siècle, nous retrouvons quelques stations thermales déjà en renom, et fréquentées par quelques malades. Nous disons *malades*, car alors on ne s'aventurait pas à aller aux eaux par plaisir et par distraction, c'était une affaire des plus sérieuses qui se discutait très-longtemps en famille.

« Il n'était guère question alors, dit M. Félix Mornand [1], de réjouissances ni de fêtes. Les gens du monde allaient aux eaux, tout simplement pour se guérir ; ils

1. *La Vie des eaux,* p. 4.

n'imaginaient pas, dans leur ingénuité, qu'un hôpital peut être une maison de plaisance, ni une médecine un plaisir. »

Cela est vrai, tous les mémoires en font foi ; même du temps de Louis XIV dont la cour était si splendide, les choses se passaient avec une simplicité extrême. Nous sommes à l'année 1676, à la période la plus brillante du Roi-Soleil. Une des plus grandes dames de la cour, une des plus spirituelles, une des arbitres du bon goût dans la littérature, renonçant à ses habitudes du beau monde, s'est rendue à Vichy, sur l'avis de Fagon, médecin du roi. Voici dans une de ses lettres datée du Bourbonnais, et adressée à sa fille madame de Grignan, les curieux détails que donne madame de Sévigné sur la vie qu'on menait aux eaux :

Vichy, 20 mai 1676.

« J'ai donc pris des eaux, ce matin, ma chère ; ah ! qu'elles sont mauvaises....

« On va à six heures à la fontaine, tout le monde s'y trouve ; on boit et l'on fait une fort vilaine mine ; car imaginez-vous qu'elles sont bouillantes et d'un goût de salpêtre fort désagréable. On tourne, on va, on vient, on se promène, on entend la messe, on *rend ses eaux*, on parle confidentiellement de la manière dont on les rend ; il n'est question que de cela jusqu'à midi.

« Enfin, on dîne ; après dîner on va chez quelqu'un ; c'était aujourd'hui chez moi : madame de Brissac a joué à l'hombre avec Saint-Hérem et Planci. Il est venu des demoiselles du pays, avec une flûte, qui dansent la bourrée dans la perfection....

« Enfin à cinq heures, on va se promener dans des endroits délicieux ; à sept heures, on soupe légèrement ; on se couche à dix : vous en savez maintenant autant que moi. »

Ainsi, d'après le témoignage de madame de Sévigné, tous les plaisirs des stations thermales se bornaient alors à des entretiens confidentiels sur la manière de rendre les eaux , à quelques parties de jeu et à contempler les danses des villageois.

O simplicité rustique ! ô mœurs patriarcales des baigneurs, qu'êtes-vous devenues? Vichy est devenu aussi brillant, aussi bruyant que Paris.

Il est vrai de dire que, du temps de Louis XIV, on ne voyait aux bains que de vrais malades.

Au xviiie siècle, la vie simple des eaux avait déjà subi de nombreuses altérations ; le luxe et les plaisirs étaient déjà par voies et chemins.

Voici, d'après un petit livre intitulé : *les Amuse-ments des eaux de Spa*, et imprimé à Londres en 1782, quel était, à cette époque, le régime des eaux thermales, et comment un buveur d'eau passait sa journée ; nous citons textuellement :

« 1° On se lève tous les matins, au point du jour ;

« 2° A quatre heures, chacun vient, en déshabillé, à la fontaine du Pouhon ;

« 3° A cinq, au plus tard, ceux qui doivent aller aux autres fontaines montent dans leurs voitures pour s'y rendre ;

« 4° A neuf, tous les baigneurs se retirent pour aller s'habiller ;

« 5° A dix, les dévots vont à la messe ;

« 6° A onze, les hommes descendent au café, s'il pleut ; on se promène dans la rue, si le temps le permet ;

« 7° A onze et demie, on se met à table partout ;

« 8° A deux heures après midi, on va en visite ou à l'assemblée chez les dames ;

« 9° A quatre, on va à la comédie, ou à la prome-nade, soit au jardin des Capucins, soit à une prairie, qui, pour cette raison, a pris le nom de *prairie de Quatre-Heures ;*

« 10° A six, on soupe dans toutes les auberges;

16.

« 11° A sept, on fait une promenade à la *prairie de Sept-Heures;*

« 12° A dix heures, on n'entend plus personne dans les rues, et les habitants se conforment à cet ordre comme les *Bobelins* ou buveurs d'eau. »

Il y a évidemment progrès à Spa, où on ne trouve déjà plus la simplicité du Vichy de madame de Sévigné; on y joue la comédie, on y danse, on se réunit chez les dames. Les anciennes mœurs n'existent déjà plus, le xviiie siècle a passé par là, traînant à sa suite l'amour des jouissances et des frivolités mondaines.

Depuis, la transformation s'est complétée, et, de nos jours, les établissements thermaux ne sont plus de modestes résidences, participant à la fois du couvent et de la maison de santé. A Vichy, aux Pyrénées, aux eaux d'Allemagne, de Suisse et d'Italie, on trouve des palais et tout l'attirail du luxe moderne. Y a-t-il des malades? Quelques-uns, mais ils n'y sont que tolérés, et doivent se résigner à supporter la joie bruyante de la foule qui n'est venue que pour s'amuser.

Mais n'allons pas calomnier les établissements thermaux, qui sont une des plus belles et des plus utiles créations de notre siècle : il y a des *malades sérieux* et des *demi-malades.* Les premiers ont sans doute à se plaindre du bruit et de l'agitation qui règnent autour d'eux, mais les autres, qui forment la majorité des baigneurs, retrouvent la santé, la gaieté qu'ils avaient perdues. C'est pour eux spécialement que les bains ont été inaugurés dans toutes les contrées de l'Europe.

De plus, les mœurs se sont considérablement adoucies, et nous sommes en pleine voie de sociabilité. C'est principalement dans les établissements thermaux que les antipathies de races, les rivalités nationales s'effacent et disparaissent. Le Français, l'Anglais, l'Allemand, le Russe, l'Italien, l'Espagnol, assis autour de la même table, ne forment pour ainsi dire qu'une seule et même famille, et rompent gaiement le pain de la fraternité ; on se fait les concessions les plus gracieuses, et, à la fin de la saison, on se sépare en se promettant bien de renouer, l'année suivante, des relations qu'on a su continuellement rendre non-seulement agréables, mais même utiles.

Considérés sous ce point de vue, les grands établissements thermaux sont un puissant moyen de civilisation, et les bonnes manières s'y maintiennent, parce que chacun s'efforce d'être, ou, du moins, de paraître aimable.

Nous ne parlons pas du monde des joueurs, monde à part, monde fiévreux, qui échappe à l'observation médicale, dont il n'a d'ailleurs que faire ; il n'a qu'une passion ; essayer de l'en guérir, ce serait tenter l'impossible. Félicitons les princes allemands qui ont déjà aboli ou qui se proposent d'abolir la terrible roulette dans leurs États : Bade et Hombourg pourront perdre quelques-uns des chevaliers du lansquenet, mais ils y gagneront d'autres colonies de baigneurs autrement recommandables, et entreront dans une nouvelle voie de prospérité.

Sous le rapport de l'hygiène publique et privée, les établissements thermaux sont un bienfait, qu'on ne saurait contester, principalement pour les personnes qui, sans être atteintes d'affections sérieuses, sont souffreteuses, languissantes, et ont besoin de changer d'air et de résidence.

Un lever matinal, une vie régulière et qui n'a guère que des incidents agréables ; des promenades dans des endroits où le paysage est riant, où l'air est pur ; beaucoup d'exercice pour le corps, un repos presque complet pour la pensée, tels sont les remèdes qu'offre la vie des eaux, remèdes d'autant plus efficaces qu'on les prend sans s'en apercevoir.

Faisons aussi figurer en ligne de compte les repas pris en commun, repas toujours gais, par cela seul qu'ils sont fraternels ; l'appétit revient rapidement, l'estomac se fortifie, et les innombrables maladies nerveuses qui prédominent en ce temps-ci, surtout chez les femmes, reçoivent un soulagement presque miraculeux.

Et les *grands malades*, c'est-à-dire les malades atteints d'une affection locale nettement caractérisée, trouvent aussi la guérison dans les établissements thermaux ?

Oui, pourvu que leurs médecins les aient bien guidés dans le choix des bains qui conviennent, soit à leur tempérament, soit à leurs souffrances. Qui oserait nier les effets des principales eaux thermales dans plusieurs maladies autrefois réputées incurables ?

On a pu constater, dans ces derniers temps, qu'il n'existe pas d'affection sérieuse contre laquelle on ne puisse employer tels ou tels bains. L'hygiène thermale est devenue une des parties les plus importantes de la médecine contemporaine ; on ne saurait donc recueilir trop de documents et d'observations sur ce sujet si intéressant pour la santé publique, pour les *grands malades* et les *demi-malades*.

II

Maladies spéciales du xixe siècle. —Opportunité de la vie des eaux. —Monographie des établissements thermaux au point de vue des diverses maladies. —Bains et boisson.—Les boues thermales, etc., etc.

Chaque siècle a eu ses maladies qui lui ont été propres; les annales de la médecine en font foi : notre temps, comme les époques antérieures, présente aussi ses spécialités d'états morbides, spécialités d'autant moins graves que l'hygiène publique a fait des progrès immenses. Grâce à ces progrès incessants, le niveau général de la santé s'est élevé, et on a pu constater une augmentation très-notable dans la moyenne de la vie humaine. La lèpre, la peste, des épidémies de toute sorte qui dépeuplaient l'Europe, au moyen âge, ont complétement disparu, et la médecine est entrée dans une voie nouvelle.

Malheureusement, il ne saurait y avoir rien de parfait dans notre pauvre et chétive humanité ; il ne faut donc pas se faire illusion et se persuader que nous sommes débarrassés de toutes les infirmités qui affligent les races et les individus ; les anciennes maladies se trouvent remplacées par des affections nouvelles produites par les agitations d'une vie continuellement fiévreuse et l'irritation du cerveau.

Ici, nous entrons dans le mystérieux domaine des maladies dites nerveuses, qui déjouent les efforts de la diagnostique, à tel point que la médecine n'a pu jusqu'à ce jour qu'opposer à des affections vagues, indéfinies, des remèdes dont l'efficacité n'est pas bien démontrée.

En effet, que peut-elle faire, en bonne conscience, pour des malades dont le tempérament est irrité ou débilité ? Elle les envoie aux eaux, et elle a raison. Pour ces affections, que faut-il ? Des distractions, un air pur, de la locomotion, un changement de climat ; ajoutons à tout cela l'efficacité plus ou moins grande des eaux thermales, et nous trouvons de nombreuses chances de soulagement, sinon de guérison.

Après avoir épuisé toutes les drogues du *Codex* et les traitements les plus opposés, on a adopté une marche qui a du moins l'avantage d'être plus inoffensive que les formules de l'ancienne faculté : les moyens violents tombent en désuétude.

L'eau est aujourd'hui en très-grande faveur, bains russes, bains orientaux, bains froids, bains minéraux, sont également employés par l'école moderne. Où envoie-t-on la classe innombrable des malades qui souffrent d'affections nerveuses ? Aux eaux ; de même pour les malades dits imaginaires.

C'est que les eaux minérales sont reconnues aujourd'hui comme la médication la plus active des maladies chroniques ; les médecins la prescrivent d'autant plus volontiers que les malades l'acceptent avec plus d'empressement.

Le docteur Patissier, qui a écrit des choses si justes et si sensées sur la thérapeutique des eaux, mentionne deux cent cinquante stations thermales ; mais on n'est pas suffisamment fixé sur les applications à faire, parce qu'on n'a pas assez spécialisé.

L'Annuaire des Eaux de la France présente près de trois cents stations, et nous devons dire que le nombre augmente tous les ans, par les découvertes qu'on fait dans des localités jusqu'à ce jour ignorées. Cette multitude d'eaux minérales représente-t-elle une richesse réelle pour la thérapeutique ? Non, parce qu'il y a double emploi et superfluité. Cependant la multiplicité des sources est un bienfait pour les localités qui les possèdent, et les personnes fixées au sol et empêchées de faire de longs voyages trouvent à quelques pas de leur domicile des ressources qu'elles seraient obligées d'aller chercher fort loin.

Quelle est l'origine des eaux thermales? Voici le résumé des opinions de M. Élie de Beaumont sur ce sujet : nous l'empruntons à l'excellent ouvrage de M. Bouquet, sur les eaux de Vichy.

« Le globe terrestre renferme dans son intérieur un immense foyer, dont l'incessante activité nous est révélée par les éruptions volcaniques et tous les phénomènes qui s'y rattachent.

« Les éruptions volcaniques amènent à la surface du sol :

« Des roches en fusion ou des laves, des matières volatiles, de la vapeur d'eau, des gaz, des sels de soude, de fer, de cuivre.

« On voit, dans les cratères et les laves, des jets de vapeur qui, en se condensant, font des sources thermales.

« Celles-ci proviennent, comme les émanations volcaniques elles-mêmes, d'une distillation naturelle, dans laquelle la vapeur d'eau sert de véhicule aux molécules entraînées.

« En général, les sources minérales se montrent par groupes.

« Il y en a une ou plusieurs principales qu'on peut considérer comme des volcans privés de la faculté d'émettre aucun autre produit que des émanations gazeuses, lesquelles arrivent à la surface condensées en eaux minérales et thermales.

« A l'entour se trouvent des sources moins chaudes, provenant d'eaux superficielles ayant pénétré par des dislocations du sol. Ainsi chargées de matériaux puisés à leur origine ou rencontrés dans leur cours, les eaux minérales apparaissent à mes yeux. »

D'après M. Bouquet, il faut diviser les sources minérales en deux groupes principaux :

Les unes ayant, en raison de leur origine géologique, une grande identité de composition, comme il arrive à Vichy et à Carlsbad ; les autres superficielles, dues à la lixiviation des terrains et dont l'analyse offre des résultats très-variables.

Ces notions indispensables données, arrivons à traiter des différents modes d'administration des eaux minérales ; il y a :

1° L'usage *interne,*

2° L'usage *externe.*

Parmi les eaux minérales, il en est beaucoup qui ne

s'emploient guère qu'en boisson ; ce sont en général des eaux ferrugineuses et froides.

L'usage interne exige les plus grands soins, car la dose et le mode d'administration doivent varier suivant la proportion de leur minéralisation, suivant les maladies qu'on veut guérir.

Les eaux minérales s'administrent presque toujours par doses de 100 à 200 ou 250 grammes. On prend ces doses ou verrées à des intervalles d'un quart d'heure ou d'une demi-heure, habituellement à jeun, de grand matin, quelquefois aussitôt après le repas.

Pour ce qui concerne l'usage externe des eaux thermales ou des *bains*, il faut considérer séparément l'absorption de l'eau et l'absorption des sels ; l'absorption de l'eau nous paraît dépendre de sa température.

La question de l'absorption des sels est encore très-vivement discutée et non résolue.

En dehors du traitement du rhumatisme, il est rare qu'on recherche dans les bains minéraux une température très-élevée ; il est plus rare encore qu'on les administre à une température basse.

La durée des bains varie nécessairement, suivant leur température ; si l'eau est très-chaude, on ne doit rester que très-peu de temps dans la baignoire ou piscine. Les bains prolongés sont surtout utilisés dans les maladies de la peau et dans les rhumatismes.

Il y a aussi des boues dites *minérales :* on donne ce nom à des terres délayées par les eaux minérales et imprégnées de leurs principes gazeux et salins. Ces espèces de bains sont beaucoup moins recherchés aujourd'hui qu'autrefois. On ne fait guère usage des boues minérales qu'à Bourbonne, à Aix, dans les Alpes-Maritimes, à Ussat dans l'Ariége, à Bagnols, à Urriage et à Saint-Amand.

Il ne suffit pas de faire connaître les divers usages des eaux minérales et thermales; il y a des conditions hygiéniques, sans lesquelles on ne saurait obtenir les résultats thérapeutiques qu'on attend du traitement thermal. Le changement de climat, le changement d'habitude par la distraction et l'exercice auxquels on se livre dans les établissements de bains, participent beaucoup aux cures qu'on obtient.

Le climat et la température ne sauraient être pris en trop grande considération, de même que la saison qui donne le degré de chaleur voulue; puis, dans le sens hygiénique, l'exercice a aussi une très-grande influence; on a pu remarquer qu'un des grands avantages des eaux situées dans les montagnes, c'est de changer les promenades à pied ou à cheval en parties de plaisir. Le voisinage des forêts résineuses ou de la mer fournit aussi des indications spéciales ; il s'y produit, comme autour des sources sulfureuses et dans les grandes exploitations de salines, une exhalation permanente de principes médicamenteux. Un de nos confrères, qui a visité dernièrement Arcachon, nous a dit que cette station doit sa vogue rapide et inespérée aux forêts de pins qu'on a plantées dans la lande et dont les émanations résineuses calment les irritations de poitrine.

Oui, l'hygiène, c'est-à-dire, une ligne de conduite à suivre dans tels ou tels bains, agit autant sur les malades et peut-être plus que les bains eux-mêmes. En un mot, les conditions atmosphériques, l'exercice pris dans de sages mesures, les distractions, tels sont les trois éléments que les baigneurs doivent rencontrer aux eaux thermales ; dans le cas contraire, ils se seront déplacés sans le moindre avantage pour leur santé.

Vous auriez beau faire couler au centre de Paris les eaux minérales les plus actives, les plus pures, vous n'obtiendriez point les résultats qu'elles produisent à Vichy, à Bagnères, au Mont-Dore, à Aix en Savoie, à Plombières, à Bade, etc. Du reste, les médecins de nos principaux établissements thermaux ont tous remarqué que les eaux ne produisent pas sur les habitants des localités où elles sont situées les mêmes effets que sur les personnes qui viennent de loin.

Cela se comprend et peut s'expliquer très-facilement. La médication thermale devient principalement efficace par le changement de climat, d'habitudes, par les distractions et l'exercice que l'on prend à toutes les heures du jour.

« Les conditions atmosphériques, dit M. Durand-Fardel, l'exercice et la distraction, tels sont les trois éléments pris dans le sens hygiénique, que les malades ont à rencontrer aux eaux minérales.

« Le climat, l'altitude, la température, doivent être pris en considération; la direction des vents habituels ne sera pas toujours négligée. Le voisinage des forêts résineuses ou de la mer pourra fournir des indications spéciales. La saison ne saurait être indifférente et se rapporte, à peu près, aux mêmes indications que le climat. La chaleur, par exemple, devant être recherchée d'une manière générale pour les rhumatismes, évitée pour les maladies de foie.

« On ne saurait trop insister sur la convenance de développer autour des établissements thermaux tous les moyens de faciliter l'exercice, et d'y entraîner par le plaisir et par l'exemple. Un des grands avantages des eaux situées dans les montagnes, c'est de faciliter par la beauté des sites, par l'entraînement des courses à cheval, des habitudes d'une haute portée sous le rapport hygiénique et thérapeutique [1]. »

Nous approuvons complétement cette apréciation des établissements thermaux qui offrent trois catégories de moyens thérapeutiques :

1° Le médicament constitué par l'eau minérale;

2° Les modes d'administration et de traitement, compris sous la dénomination de moyens hydrothérapiques ;

3° Les conditions hygiéniques qui s'y rencontrent à un degré plus ou moins élevé.

Nos plus célèbres praticiens ont classé les eaux minérales d'après les principes chimiques qui y prédominent : cette classification est la plus simple, la plus naturelle ; on n'a pas à craindre de s'égarer dans le dédale d'innombrables divisions et subdivisions; elles présentent toutes beaucoup d'imperfections. D'ailleurs, nous trouvons dans l'*Annuaire* une classification que nous adoptons avec quelques modifications sans grande importance.

« Il faut, dit *l'Annuaire,* pour classer chimiquement les eaux minérales, tenir compte seulement de leurs éléments que leur abondance permet de considérer comme essentiels : ceux-là se réduisent à deux bases,

1. *Traité thérapeutique des eaux minérales.*

la soude et la chaux qui entraînent, pour ainsi dire, avec elles, la magnésie, et à quatre acides :

« L'acide carbonique,

« L'acide chlorhydrique,

« Les acides sulfhydrique et sulfurique.

« Si l'on considère que les bases qui accompagnent habituellement ces acides dans les eaux minérales n'y sont que par suite de l'action de ces acides eux-mêmes sur des minéraux décomposables, on est conduit, lorsqu'on se place au point de vue purement chimique, à établir de grandes divisions dans les eaux minérales, d'après la nature de l'élément acide dominant. D'où résultent trois grandes classes, suivant que les sels dominants sont des *carbonates*, des *sulfures* ou *sulfates*, ou des chlorures [1]. »

On ne reconnaît et on n'admet que cinq classes d'eaux minérales partagées elles-mêmes en douze sous-divisions :

1° *Eaux sulfurées :* sodiques calcaires ;

2° *Eaux chlorurées :* sodiques, sodiques sulfureuses.

3° *Eaux sulfatées :* sodiques, calcaires, magnésiques, mixtes ;

4° *Eaux bicarbonatées :* sodiques, calcaires, mixtes ;

---

1. *Annuaire des Eaux de France*, p. 322.

5° *Eaux ferrugineuses :* ferrugineuses, ferrugineuses-manganésiennes.

Pour ce qui concerne la distribution géographique des eaux minérales, nous emprunterons à l'*Annuaire* les considérations que nous y trouvons sur ce sujet intéressant.

« Sur un millier de sources minérales qu'on a signalées en France, huit cents, au moins, appartiennent aux régions montagneuses, et sortent de roches d'origine ignée ou de terrains sédimentaires, qui portent plus ou moins profondément l'empreinte de leur action.

« Si l'on va plus loin, et qu'on examine avec soin la nature prédominante des eaux de telle ou telle contrée montagneuse, on ne tarde pas à s'apercevoir que là encore il y a des préférences, et il ne sera pas difficile de voir, par exemple, que les eaux acidules sont aussi abondantes dans le massif central de la France, que les sources dites *sulfureuses* le sont dans la chaîne des Pyrénées.

« Pour diviser un territoire comme celui de la France en un certain nombre de régions caractérisées par leur hydrologie minérale, il faut, non-seulement, tenir compte des principales conditions orographiques et géognostiques de chaque contrée, mais aussi s'éclairer des résultats fournis par la chimie sur la nature même de ces eaux minérales. Ainsi, la carte qui résumerait ces données, bien que basée sur la géologie, pourrait, dans les grandes circonscriptions , différer notablement des limites qui seraient posées au point de vue purement géographique [1]. »

Sur ces données, on a tracé, sur la carte des eaux minérales, huit grandes divisions caractérisées sous les noms suivants :

1° *Région du massif central de la France* ; elle s'étend du nord au sud, d'Avallon au Vigan, ou plutôt à Lodève ; de l'est à l'ouest, entre le Rhône ou Montrond ou Confolens ; elle comprend l'Allier, l'Ardèche, l'Aveyron, le Cantal, la Corrèze, la Creuse, le Gard, la Loire, la Haute-Loire, la Lozère, la Nièvre, le Puy-de-Dôme, le Rhône ;

2° *Région pyrénéenne* ; elle comprend : l'Ariége , l'Aude, la Haute-Garonne, le Gers, l'Hérault, les Landes, les Hautes et Basses-Pyrénées ;

3° *Région des Alpes et de la Corse ;* elle comprend : les Hautes et Basses-Alpes, les Bouches-du-Rhône, la Corse, la Drôme, l'Isère, le Vaucluse ;

4° *Région du Jura, des collines de la Haute-Saône, des Vosges ;* elle comprend : l'Ain, la Côte-d'Or , le

1. *Annuaire des eaux de France* (Introduction).

Doubs, le Jura, la Haute-Marne, la Meurthe, la Moselle, le Haut et le Bas-Rhin, la Haute-Saône, Saône-et-Loire, les Vosges;

5° *Région des Ardennes et du Hainaut.* Presque toutes les sources comprises dans ce groupe sont étrangères à la France, et nous n'y trouvons que le seul département des Ardennes; les eaux de Spa, de Seltz, d'Aix-la-Chapelle, font partie de ce groupe;

6° *Région du nord-ouest*; elle comprend : la Vendée, la Bretagne, la Normandie et les six départements suivants: Calvados, Côtes-du-Nord, Loire-Inférieure, Maine-et-Loire, Mayenne, Orne ;

7° et 8° *Régions de plaines*; on comprend sous ce nom toute la partie de la France qui ne présente que des collines peu élevées; plus de la moitié de la superficie de la France s'y trouve enchâssée.

Ces deux régions se composent des départements suivants, pour les plaines du nord :

Aisne, Aube, Loir-et-Cher, Loiret, Marne, Nord, Oise, Orne, Pas-de-Calais, Sarthe, Seine, Seine-Inférieure, Seine-et-Marne, Seine-et-Oise, Deux-Sèvres, Vienne;

Pour les plaines du midi :

Dordogne, Gironde, Lot, Lot-et-Garonne, Tarn.

III

Thérapeutique des eaux minérales.—Monographie des principaux établissements au point de vue des maladies.—Maladies de la peau.—Scrofules.

Longtemps on a étudié les maladies de la peau à un point de vue d'ensemble, et sous la dénomination beaucoup trop générale de *dartres;* de nos jours, la forme de la maladie cutanée est tenue au second plan par le fait de la disposition générale : on a adopté le nom de *diathèse herpétique;* nous n'avons pas à entrer ici dans des détails qui sont du ressort de la médecine transcendante; arrivons sans préambule au traitement.

Il est reconnu que les eaux minérales *sulfureuses* constituent la médication spéciale de la diathèse herpétique et des maladies de la peau considérées en elles-mêmes. Les eaux sulfureuses qui peuvent être employées avec le plus de succès sont :

Les eaux sulfurées sodiques;

Les eaux sulfureuses calciques;

Les eaux chlorurées sodiques sulfureuses.

Ces mêmes eaux, prises en boisson, n'ont pas une très-grande efficacité ; l'opinion des médecins est presque unanime à cet égard.

« Plusieurs malades, dit M. Gerdy, s'imaginent ne pouvoir guérir s'ils ne boivent de l'eau minérale; c'est là une opinion complétement erronée. Tous les ans, un bon nombre de malades se guérissent sans avoir bu une seule goutte d'eau, parce que l'état de leur estomac ne le permet pas. Seulement, alors, le traitement peut exiger quelques jours de plus, l'emploi de l'eau à l'intérieur, fort utile comme auxiliaire, n'est pas indispensable. »

Voici, du reste, la nomenclature des stations thermales indiquées pour les maladies de la peau.

Luchon et *Ax* tiennent le premier rang parmi les eaux sulfurées; la multiplicité et la variété des sources permettent d'approprier le traitement, aux conditions les plus différentes dans lesquelles peuvent se présenter les dermatoses.

Cauterets égale presque pour l'efficacité Luchon et

Ax, où l'on trouve des *bains de lait de soufre*. On y trouve des sources où le sulfure se convertit très-rapidement en sulfite et hyposulfite, ce qui laisse aux bains des qualités fort adoucies.

A *Baréges*, au contraire, on trouve un polysulfure qui augmente l'activité de l'eau minérale; on ne doit envoyer à Baréges que les malades qu'on peut considérer comme assurés contre les conséquences d'une excitation trop vive à la peau.

Les eaux de *Saint-Sauveur*, près de Baréges, les *Eaux-Chaudes*, près des Eaux-Bonnes, surtout les eaux de Molitg, dans les Pyrénées-Orientales sont plus sédatives qu'excitantes; elles ne conviennent guère qu'aux constitutions névropathiques; il en est de même des sources d'*Amélie*, du *Vernet*, d'*Olette* dans les Pyrénées-Orientales, de *Bagnols* dans la Lorèze; d'*Aix-en-Savoie*.

Moins nombreuses que les eaux sulfurées sodiques, les eaux sulfurées calciques ont des propriétés relativement sédatives; les stations les plus importantes sont *Enghien*, *Gréoulx*, *Allevard*, et à l'étranger, *Schinznach* et *Baden* en Suisse, *Acqui* en Piémont, *Saint-Gervais* dans les Alpes-Maritimes.

De toutes les eaux utilisées dans le traitement des maladies de la peau, celles de Saint-Gervais sont les moins excitantes, et les malades les plus irritables les supportent très-facilement.

Les eaux *chlorurées-sodiques* et *les bains de mer* exercent aussi une heureuse influence sur les dermatoses.

Le meilleur traitement des maladies de la peau provenant de scrofules est une combinaison de la double médication chlorurée sodique et sulfureuse.

Les eaux bicarbonatées sodiques sont très-souvent employées dans les maladies de la peau. Mais si elles sont trop fortes, comme celles de Vichy, elles pouraient au contraire augmenter le mal.

Quelle est la forme la plus commune des maladies de la peau? L'*eczéma*, ou type des dermatoses diathésiques, des dartres. C'est celle que l'on trouve surtout aux établissements thermaux, parce qu'elle est la plus commune. *Enghien, Aix-la-Chapelle, Luchon, Cauterets, Uriage*, sont les stations où l'on envoie les malades d'une constitution lymphatique ou scrufuleuse.

Les dermatoses, ou affections de la peau, prennent très-souvent des formes pustuleuses; on les désigne, dans ce cas, sous le nom d'*impétigo*. Ici, les eaux sulfureuses fixes et actives doivent être employées; les sources les plus fortes, d'*Ax*, de *Luchon*, de *Baréges*, d'*Olette* sont désignées pour l'*impétigo*, et, dans les formes chroniques anciennes, on emploie avec succès les douches sulfureuses.

La *mentagre, couperose* ou *acné* est une des affections de la peau le plus difficiles à guérir. On peut envoyer à Vichy les malades qui ne sont ni trop impressionnables, ni trop affaiblis. Les eaux d'*Ems* sont très-généralement employées et très-préférables.

La *teigne*, maladie de la peau qu'on ne rencontre guère que chez les enfants ou chez les adultes, réclame aussi la médication thermale, au point de vue de la constitution générale des sujets qui en sont atteints, constitution presque toujours lymphatique ou scrofuleuse; les bains de mer figurent en tête des indications.

La nomenclature des diverses affections de la peau serait beaucoup trop longue, et nous devons nous borner à indiquer les principales ; nous n'avons pas la prétention de vouloir faire un cours de médecine thermale, nous voulons seulement donner quelques conseils pratiques et d'une exécution aussi facile qu'elle sera profitable.

On indique, dans presque toutes les maladies de la peau, les eaux minérales comme médication, surtout si les malades sont sous la dépendance d'une diathèse susceptible d'être modifiée par les sources thermales.

17.

Pour ce qui est du choix des eaux minérales et de leurs modes d'administration, chacun devra prendre l'avis de son médecin, qui décidera quelle station lui convient le mieux, après avoir étudié les conditions générales de l'organisme, le tempérament, l'état actuel des diverses fonctions, le caractère anatomique de la dermatose et le degré d'irritation actuelle ou d'excitabilité qu'elle présente.

Les eaux minérales sont encore plus efficaces pour la guérison des *scrofules* que pour les maladies de la peau. Envisagées au point de vue de la diathèse, les scrofules indiquent toujours les eaux minérales, dit M. Durand-Fardel; il paraît même qu'on les a traitées avec quelque efficacité auprès d'un grand nombre de sources, très-différentes, sous le rapport de leur température, du degré ou de la nature de la minéralisation, de leurs conditions topographiques.

Quant aux indications particulières, c'est-à-dire relatives au choix des eaux minérales et à la direction du traitement thermal, elles dépendent tantôt des conditions générales de l'organisme ou de l'âge du sujet, tautôt et le plus souvent des conditions de forme, de siége, d'ancienneté des manifestations diathésiques.

Il est reconnu que les eaux *chlorurées sodiques fortes,*

avec les eaux mères des salines, constituent la médication spéciale des scrofules; les eaux *sulfurées* leur sont également applicables, mais à un titre moins spécial.

Les eaux thermales sulfurées offrent, pour la plupart, des conditions hygiéniques supérieures. En première ligne figurent les eaux des Pyrénées et de la Suisse.

Le traitement des scrofules et de leurs nombreuses manifestations est nécessairement de longue durée; il faut, ou le prolonger dans certaines circonstances, ou en général y revenir à plusieurs reprises.

La diathèse scrofuleuse ne se prête guère à une curation directe et absolue.

Aussi les médecins doivent-ils chercher surtout dans leur traitement à atténuer la diathèse, à en atténuer les manifestations.

Dans notre nomenclature et appréciation des bains de France et de l'étranger, que nous donnons plus loin, nous indiquons les stations où l'on doit, de préférence, envoyer les scrofuleux.

IV

De l'action des eaux thermales sur les maladies de l'appareil respiratoire. — Sur la goutte. — Sur le rhumatisme. — Maladies de l'estomac et de l'intestin. — Du foie. — Gravelle. — Calculs.

Les maladies de l'appareil respiratoire se manifestent sous tant de formes et avec des incidents ou phénomènes si terribles, que la médecine leur a, de tout temps, consacré ses études les plus sérieuses : le traitement reconnu le plus efficace par l'école moderne est l'emploi des eaux thermales.

Nous n'avons pas à énumérer et à décrire ici les diverses affections de la poitrine ; ce serait entreprendre un cours de nosographie, et tel n'est pas notre but : nous nous bornerons à quelques indications indispensables sur les principales eaux thermales.

C'est principalement à l'état catarrhal que s'adresse

le traitement thermal des maladies de l'appareil respiratoire. Les eaux spécialement recommandées par les médecins dans ces cas malheureusement trop communs sont les eaux *sulfurées*, qui possèdent des propriétés spéciales relativement à l'élément catarrhal : nous recommandons les *Eaux-Bonnes, Cauterets, Amélie, le Vernet, Bagnols, Allevard, Saint-Honoré, Enghien, Pierrefonds*, etc.

On emploie les eaux du *Mont-Dore* principalement par un mode externe; elles ont la propriété d'agir sur les fonctions de la peau.

Les praticiens les plus distingués attribuent aux eaux minérales appliquées au traitement de la phthisie pulmonaire :

Une action sur l'état constitutionnel ou diathésique, sous l'empire duquel les tubercules menacent de se développer ou se développent;

Une action sur l'état catarrhal qui accompagne la tuberculisation pulmonaire et agit sur elle; mais on ne saurait leur reconnaître une action sur les tubercules eux-mêmes.

Les eaux *chlorurées sodiques* peuvent convenir dans certains traitements de la phthisie, de même que les *bains de mer;* on ne les prescrit que si la maladie est très-prononcée.

Les eaux *sulfurées bicarbonatées sodiques* peuvent être utilement employées dans la première période de la phthisie; mais il faut qu'elle suive une marche graduelle et lente, sans secousses ni réaction; les médecins ne sauraient être trop circonspects dans les conseils qu'ils donnent, à cet égard, aux malades.

S'il y a hémoptysie, il faut bien se garder de recourir à la médication thermale.

A part la notoriété toute particulière des *Eaux-Bonnes,* les eaux minérales spéciales, contre le catarrhe bronchique, sont applicables au même titre à la phthisie.

On emploie les eaux minérales, en boisson, dans le traitement des catarrhes et surtout de la phthisie. Leur usage par inhalations est aussi très-recommandé et produit les plus heureux résultats; mais l'opportunité de ce traitement tout nouveau demeure subordonnée à la nature des principes à *inhaler,* c'est-à-dire à absorber par la respiration, ainsi qu'à l'état des organes à mettre en contact avec eux.

Près de la plupart des eaux sulfureuses, il se produit une inhalation naturelle, parce que, soit autour des sources, en buvant l'eau minérale, soit dans le bain ou sous la douche on respire l'hydrogène sulfuré, plus ou moins accompagné de vapeur d'eau.

L'inhalation généralement adoptée en Allemagne où elle est employée d'une manière très-méthodiqne n'est guère pratiquée en France. On n'en a fait des essais qu'à *Cauterets,* aux *Eaux-Bonnes* et dans deux ou trois autres établissements.

Quant aux diverses formes des maladies de poitrine et aux nombreuses dénominations sous lesquelles on les connaît, nous en parlerons dans les monographies des eaux thermales qui leur sont appliquées comme traitement spécial.

Après les maladies de poitrine, la *goutte* est une des affections les plus communes et celle pour laquelle les eaux sont un bienfait. Et pourtant cette maladie ne tient pas une très-grande place dans la thérapeutique thermale; on ne connaît guère que trois stations en Europe qui soient réputées spéciales pour la goutte.

Vichy, en France.

Wiesbaden, dans le duché de Nassau.

Carlsbad, en Bohême.

Chose très-remarquable, ces trois stations spéciales pour la goutte sont de qualité différente, et chacune est fort caractérisée dans son espèce.

Vichy.—Bicarbonatée sodique.

Carlsbad.—Sulfatée sodique.

— 305 —

Wiesbaden.—Chlorurée-sodique.

On applique spécialement les eaux de *Vichy* au traitement de la goutte aiguë et régulière ; on les emploie surtout en boisson.

Carlsbad se rapporte spécialement à la goutte aiguë ou chronique, avec complication abdominale, torpeur de l'appareil digestif, etc.

Wiesbaden, à la goutte chronique et aux formes asthéniques de la goutte.

Si l'état du malade est névropathique avec tendance à la mobilité de la goutte, *Néris* doit être préféré à *Vichy.*

Si la goutte aiguë est asthénique, les eaux de *Bourbonne, d'Aix-la-Chapelle,* de *Wiesbaden* doivent être indiquées ; mais on ne les emploiera qu'avec une certaine réserve.

Si les engorgements goutteux sont très-développés, on donnera la préférence à *Bourbonne, Bourbon-l'Archambault, Kissingen.*

S'il règne un état asthénique, on indiquera les eaux ferrugineuses de *Spa,* de *Pyrmont,* les eaux sulfurées de *Cauterets, Luchon, Aix-en-Savoie* ; les eaux faiblement minéralisées de *Néris,* de *Tœplitz.*

Si nous étions encore dans la période païenne, les

rhumatisants devraient honorer d'un culte tout particulier les divinités qui seraient censées présider à nos sources thermales. En effet, c'est pour le rhumatisme que les bains semblent exister d'une manière toute spéciale.

La famille des rhumatismes est aussi nombreuse que celle des anciens patriarches ; on en trouve sur toutes les parties du corps, et ils prennent toutes sortes de caractères ; leur traitement par les eaux minérales est beaucoup moins compliqué qu'on ne serait tenté de le croire au premier abord.

Les eaux minérales n'agissent dans le rhumatisme que par deux éléments de la médication thermale :

La thermalité ;

Les procédés hydrothérapiques.

Les eaux minérales à température très-élevée sont à proprement parler spéciales pour le rhumatisme : bains, douches, étuves, tels sont les moyens dont il faut user. Nous ne mentionnerons pas ici toutes les eaux minérales indiquées pour le traitement du rhumatisme simple, car il nous faudrait faire l'énumération de la plupart des sources connues.

Les eaux *sulfurées*, *chlorurées sodiques*, *bicarbonatées sodiques*, *sulfatées*, sont employées avec un égal succès.

Chez les individus mous et lymphatiques, on emploiera les eaux sulfurées actives de *Baréges, Luchon, Ax*, etc., ou des eaux *chlorurées sodiques*, telles que *Bourbonne*, *Balaruc*, *Bourbon - l'Archambault*, *Uriage*, etc.

Dans les rhumatismes nerveux, on aura recours aux eaux de *Saint-Sauveur*, aux *Eaux-Chaudes*, de *Plombières*, de *Luxeuil*, de *Bourbon-Lancy*, de *Lamalou*.

Dans le rhumatisme accompagné d'engorgements ou d'épanchements articulaires, on emploiera *Baréges*, *Bourbonne*, *Balaruc*, etc. Dans les engorgements très-anciens, *les boues de Saint-Amand* ou de *Dax*.

Les affections ou maladies de l'estomac sont très-nombreuses et souvent très-intenses ; on les rattache toutes à trois séries d'états pathologiques, qui sont :

1° La dyspepsie ;

2° La gastralgie ;

3° Les altérations organiques.

« La dyspepsie, dit Cullen, c'est le défaut d'appétit, le vomissement qui survient quelquefois, les distensions subites et passagères de l'estomac, etc.

Les eaux minérales spéciales dans le traitement de la dyspepsie sont :

1° Les *bicarbonatées sodiques* ;

2° Les *bicarbonatées calcaires;*

3° Les *ferrugineuses.*

Il est à remarquer que ces trois séries d'eaux minérales offrent une circonstance qui leur est commune; c'est la présence de l'acide carbonique libre; on doit exclure de ce traitement les eaux ferrugineuses non gazeuses.

Vichy est la meilleure station pour les *dyspeptiques,* et la source de *l'Hôpital* a des vertus qui leur sont spécialement favorables. Les eaux de Plombières passent aussi pour être très-spéciales dans le traitement de la *dyspepsie;* on indique aussi *Carlsbad,* en Bohême.

Le caractère essentiel de la dyspepsie est le trouble habituel de la digestion.

La *gastralgie* se caractérise, ou plutôt se manifeste par une douleur, qui se montre tantôt par accès périodiques, tantôt continue; elle est, le plus souvent, indépendante de la digestion.

La gastralgie apparaît sous différentes formes :

Par accès, vulgairement appelées *crampes d'estomac;*

D'autres fois, par des douleurs cardialgiques.

Les eaux minérales ne peuvent guère s'appliquer directement à la gastralgie elle-même, si ce n'est à la gastralgie par accès, c'est-à-dire aux crampes d'estomac.

Dans les formes de gastralgie où la douleur est connue ou habituelle, la médication thermale devient très-difficile à appliquer, et on court même risque d'accroître les phénomènes névralgiques; on ne doit pas, dans ces cas, recourir aux eaux de Vichy, mais plutôt à *Plombières, Ems* et *Saint-Alban*.

S'il y a combinaison de phénomènes dyspeptiques et gastralgiques, le choix dépendra de la prédominance de la dyspepsie ou de la gastralgie.

Les personnes atteintes de gastralgies rhumatismales se trouvent bien des eaux de *Néris,* de *Plombières,* de *Chaudes-Aigues*.

A côté des maladies de l'estomac, nous devons placer celles des intestins, qui sont très-nombreuses et très-difficiles à traiter, lorsqu'elles existent à l'état chronique. Les établissements thermaux les plus efficaces sont *Vichy* et *Plombières*.

L'entérite chronique se traite presque toujours par les bains, surtout à Vichy; l'eau minérale est rarement supportée à l'intérieur, et elle aggrave souvent les accidents, même prise à faible dose.

L'entéralgie se soigne par des eaux minérales très-différentes, suivant qu'on lui reconnaît une origine rhumatismale, ou bien si elle provient de dyspepsie.

Dans le premier cas, on envoie les malades aux bains suivants : *Mont-Dore, Chaudes-Aigues, Saint-Laurent, Néris, Foncaude, Bagnères-de-Bigorre, Plombières.*

Dans le second, surtout s'il y a complication de névropathie, on choisira *Vichy.*

Dans cette rapide monographie des maladies à soigner par les eaux thermales, nous ne pouvons passer sous silence les *affections du foie*, qui prennent souvent un caractère très-grave.

Les eaux spéciales dans le traitement des engorgements, quelle que soit leur nature, sont les *bicarbonatées sodiques.*

Les eaux minérales peuvent être employées très-utilement dans quelques états morbides du foie, etc.

La médication thermale, qui se rapporte spécialement aux engorgements du foie, s'emploie aussi pour les *calculs biliaires*; il faut, pour guérir les calculs, activer le cours de la bile et les propriétés du tissu de l'appareil d'excrétion ; modifier la composition de la bile elle-même. On emploie, dans presque tous les cas, les eaux bicarbonatées sodiques de *Vichy*, de *Vals*, d'*Ems*, de *Saint-Alban*, de *Carlsbad*.

On désigne, sous le nom de *gravelle urique,* la présence de graviers dans l'urine ; on emploie de préférence les *eaux bicarbonatées sodiques* et principalement celles de *Vichy*.

Si l'état catarrhal de la vessie résiste aux moyens thérapeutiques ordinaires, on doit avoir recours aux eaux minérales *bicarbonatées sodiques, sulfatées* ou *carbonatée scalcaires,* même *sulfurées ;* mais il faut être d'une prudence extrême ; car, si les eaux étaient appliquées en temps inopportun, elles nuiraient au lieu de soulager.

V

Effets des eaux thermales sur les maladies de la matrice.— Sur les paralysies. — La syphilis. — La chloro-anémie.— Le diabète.

Nous ne possédons encore que des documents et informations incomplets sur le traitement thermal des maladies de la matrice : nous ne pouvons donc poser que des indications dont la clarté laisse à désirer ; elles suffiront, toutefois, pour guider les malades dans les cas les plus communs et les plus accentués.

Les praticiens désignent, sous le nom de *métrite chronique*, l'ensemble pathologique qui comprend l'engorgement, le catarrhe utérin, les ulcérations ou érosions du col.

Sous la dénomination de déplacement de la matrice, ils comprennent l'abaissement, les déviations étudiées, au point de vue de l'état de relâchement et d'atonie qu'ils supposent exister dans l'appareil utérin.

Les stations thermales qui conviennent à ces trois ordres de faits sont celles dont les eaux peuvent être classées parmi les *sulfurées :* les bains de *Saint-Sauveur*, des *Eaux-Chaudes*, de *Luchon*, de *Cauterets*, de *Bagnols*, sont considérées comme très-propres aux métrites chroniques.

D'après M. Gerdy, l'eau d'*Uriage* exerce sur le système utérin une action des plus prononcées ; M. Le Bret declare qu'il n'a jamais pu faire supporter les eaux de *Balaruc* aux femmes affectées de métrite chronique.

Les eaux de *Vichy* agissent surtout à titre de médication générale et reconstituante. Les eaux d'*Ussat*, douces et sédatives, n'agissent que sur les sujets nerveux et dont la maladie est récente ; il en est de même des eaux du *Foulon* et de *Salut*, à Bagnères-de-Bigorre. On peut aussi envoyer les malades à *Plombières*.

On applique les eaux minérales au traitement de la *paralysie*.

On indique le traitement thermal à la suite d'une *apoplexie*, lorsque la marche des symptômes annonce que la lésion célébrale est en voie de réparation.

Les eaux *chlorurées sodiques* doivent être préférées

lorsqu'il y a *hémiplégie*. Il y a des eaux chlorurées sodiques fortes, telles que : *Bourbonne, Bourbon-l'Archambault, Balaruc, Lamotte, Wiesbaden ;* des eaux chlorurées sodiques faibles, telles que : *Néris, Luxeuil, Bourbon-Lancy, Gastein*, etc.

La *paralysie hystérique* se prête beaucoup moins que la *paralysie rhumatismale* à la médication thermale : *Saint-Sauveur* et *les Eaux-Chaudes* sont généralement indiquées. Les eaux de *Balaruc* ont donné d'excellents résultats dans la *paralysie essentielle des enfants.*

Le traitement thermal de la *syphilis* s'opère, d'une manière toute spéciale, par les *eaux sulfurées.*

La *chlorose* et l'*anémie* se traitent par les eaux ferrugineuses dont les heureux résultats se trouvent constatés par nos plus célèbres praticiens.

« Dans le traitement des anémies, dit M. Astrié, on préférera parmi les *eaux sulfureuses*, celles des *Pyrénées* et, parmi celles-ci, les sources douces et ferro-manganésiennes d'*Ax*, les sulfurées faibles de *Luchon*, du *Vernet*, des *Eaux-Chaudes*, de *Cauterets*, de *La Preste*, de *Molitg.*

« Pour ce qui concerne le traitement sulfuro thermal,

appliqué à la chlorose, il est un puissant auxiliaire de la médication spécifique des ferrugineux. C'est surtout dans les chloroses lymphatiques, ou liées à la suppression, l'irrégularité du flux menstruel que les eaux auront les effets les plus prompts et les plus sûrs. On pourra indiquer les eaux d'*Ax*, de *Saint-Sauveur*, du *Vernet, les Eaux-Chaudes, les Eaux-Bonnes, Cauterets, Luchon, Gréoulx, Uriage, Viterbe*. Les eaux tempérées et faibles de *Saint-Sauveur* et d'*Ax* conviennent parfaitement aux chloroses des femmes nerveuses.

« Les eaux de *Vichy*, dit M. Petit, sont extrêmement favorables dans les anémies accompagnant des états pathologiques auxquels elles se trouvent utilement applicables elles-mêmes ; elles sont très-salutaires pour les anémies des jeunes enfants, avec pâleur, essoufflement et surtout céphalalgie. Elles s'appliquent également très-bien à ce que les Allemands ont appelé *chlorose de l'âge de retour*. »

Terminons ce tableau nosographique par le *diabète,* dont le traitement est plutôt hygiénique que thérapeutique ; jusqu'à ce jour, on ne lui a appliqué la médication thermale que sous deux formes :

Eaux de Vichy et *bains de mer*.

Vichy est, en effet, la seule station dans laquelle le

traitement des diabétiques ait été fait jusqu'à ce moment, avec quelque succès.

Ce rapide aperçu ne contient que des données très-
incomplètes sur la thérapeutique thermale; nous ne
saurions entrer dans de plus longs détails sans entraîner nos lecteurs dans la partie technique de la science
médicale et presque de la pharmacie. Or, un *Guide*
doit, par-dessus tout, se garder d'être ennuyeux, car
personne ne consentirait à le suivre; voilà pourquoi
nous avons tâché d'abréger la route qui nous a con-
duits aux stations de France et de l'étranger.

VI

Monographies, par ordre alphabétique, des établissements thermaux et des bains de mer de France et de l'étranger.

ACQUI. Cette station, située en Piémont, est fréquentée par les personnes atteintes de dermatoses, de rhumatismes, de syphilis. Ces eaux sont sulfurées; il y a tout près d'Acqui plusieurs sources froides et chaudes, salines, ferrugineuses, sulfureuses.

AIX (Bouches-du-Rhône). Les eaux d'Aix ont joui pendant des siècles d'une très-grande réputation ; les Romains y élevèrent des thermes magnifiques ; elles tiennent un rang distingué parmi les eaux bicarbonatées calcaires, et sont fréquentées par les rhumatisants.

AIX (Alpes-Maritimes). Cette station thermale est le

rendez-vous de nombreux malades atteints de dermatoses, de scrofules, de phthisie, goutte, rhumatisme,
métrite, chlorose, syphilis, etc. Les eaux d'Aix sont for-
mées par deux sources : *Eau de soufre, Eau d'alun*,
dénominations qui n'ont aucune signification thérapeutique.

AIX-LA-CHAPELLE (Prusse). Les eaux d'Aix-la-Chapelle , depuis longtemps très-renommées dans toute
l'Europe, sont à la fois sulfureuses et chlorurées sodiques. Les maladies qu'on y traite spécialement sont :
les rhumatismes, les paralysies, les scrofules, les maladies de la peau, l'atrophie musculaire, la syphilis. On
y administre les douches avec beaucoup de soin et on
les combine avec le massage et les frictions.

ALET (Aude). Cette station méridionale est fréquentée principalement par les gens du pays; les eaux
contiennent du soufre, de la chaux, de la magnésie; on
les emploie pour les maladies de l'estomac et des
intestins.

ALLEVARD (Isère). D'après l'*Annuaire*, la densité de
l'eau d'Allevard est à peu près la même que celle de
l'eau distillée ; elle est classée parmi les eaux sulfurées

sodiques ou calciques. Cette station, située dans la pittoresque vallée du Grésivaudan, a un établissement thermal considérable ; on y pratique d'une manière spéciale le traitement par inhalations. Les maladies qu'on y soigne sont : les catarrhes, les dermatoses, les scrofules, le diabète, la goutte, la syphilis, la phthisie.

AMÉLIE ou **ARLES** (Pyrénées-Orientales). Le joli village d'Amélie-les-Bains est situé dans un petit vallon au-dessus du confluent du Tech et du Mondoni. On y applique les vapeurs spontanées au traitement des maladies de poitrine. Les malades peuvent y passer l'hiver dans des établissements particuliers, parfaitement tenus et parmi lesquels on remarque celui du docteur Pujade. On y a construit, il y a quelques années, un hôpital militaire. Les eaux d'Amélie sont désignées pour les scrofules, les catarrhes, la phthisie, la dyssenterie et quelques maladies de la peau.

ANDABRE (Aveyron). Cette station se trouve à quatre kilomètres de Camarès, chef-lieu de canton, dont les grives sont renommées, parce qu'il y a beaucoup de genèvriers. Ses eaux sont très-efficaces pour la dyspepsie, la chlorose et généralement pour les variétés d'anémie.

AUDINAC (Ariége). Cette station thermale est située à dix kilomètres de Saint-Girons; il y a deux établissements très-fréquentés. La source dite *Louise* est comparée par le docteur Filhol à celle de *l'Hôpital* de Vichy, mais elle est beaucoup moins ferrugineuse; on l'emploie surtout en boisson.

AULUS (Ariége). Les eaux de cette station sont recommandées spécialement pour la syphilis; elles sont bicarbonatées sulfatées.

AUMALE (Seine-Inférieure). Il y a, dans les eaux d'Aumale, de l'acide carbonique, du carbonate de fer et du chlorure de calcium. La température est froide.

AUTEUIL (Seine). Les eaux d'Auteuil ne datent que du commencement de ce siècle; elles sont froides comme celles de Passy dont elles ont d'ailleurs les propriétés thérapeutiques. Leur action s'exerce principalement sur les fonctions digestives.

AUZON (Gard). Ces eaux contiennent des acides sulfhydrique et carbonique libres, du bicarbonate de chaux, des chlorures alcalins.

AVÈNE (Hérault). Cette station se trouve à 16 kilomètres de Lodève. Les eaux contiennent du carbonate de soude et de chaux, du sulfate de magnésie, du chlorure de sodium.

AX (Ariége). Cette station est, après Luchon, la plus remarquable de la région pyrénéenne, pour la variété et la multiplicité des sources. On compte à Ax cinquante-trois sources aménagées dans les trois établissements de *Couloubret, Teich* et *Breitl*. L'établissement thermal est très-vaste, et on y trouve toutes les commodités, même le luxe de la vie. Ax est fréquenté par les personnes atteintes de chlorose, de rhumatismes, de goutte, de dermatoses de scrofules, etc.

BADEN (Suisse). Des sulfates prédominent dans les eaux de Baden; elles sont en même temps un peu sulfureuses et chlorurées. On les emploie contre les rhumatismes, les dermatoses, les scrofules.

BADEN-BADEN (Grand-duché de Bade). Voici la Sybaris et l'Athènes des stations thermales de l'Europe. C'est un séjour délicieux, fréquenté par l'opulence et l'élégance, beaucoup plus que par des personnes sérieusement malades.

Il y a toutefois douze sources thermales dont l'abondance est très-grande, et dont les eaux sont considérées comme très-excitantes par le docteur Kramer. On les emploie en bains, en douches et en bains de vapeur, contre la scrofule, la goutte, le rhumatisme, etc.

BAGNÈRES-DE-BIGORRE (Hautes-Pyrénées). Par les délices du pays qui l'avoisine, par l'exubérance de ses sources, par le luxe et la commodité de ses établissements, Bagnères-de-Bigorre mérite, sans contredit, le titre de métropole des thermes pyrénéens. Ses eaux conviennent, en réalité, à ces demi-malades pour qui la thérapeutique consiste principalement dans les distractions et le grand air.

Sur soixante-seize sources analysées par M. Ganderax, sept n'offrent aucune trace de fer. Celles de *Pinac* et de *Labassère* sont sulfureuses. Le *Foulon* et les bains de *Salut* sont faiblement minéralisés. Les eaux de Bigorre sont principalement laxatives et elles empruntent à leur variété de constitution une variété d'action qu'on peut très-bien utiliser. On les indique principalement pour les scrofules, les rhumatismes, la goutte, l'entéralgie, la métrite et les maladies de matrice.

« Eaux mondaines, dit M. Félix Mornand, par conséquent propres à soulager, si ce n'est à guérir des maux, réels sans doute, puisqu'on s'en plaint, mais le plus souvent vagues et indéterminés. »

BAGNÈRES-DE-LUCHON (Haute-Garonne). Cette station thermale est un des plus beaux sites des Pyrénées, avec des sources sulfureuses très-nombreuses, et qui ont à peu près les mêmes vertus curatives que celles de Baréges.

BAGNÈRES-SAINT-FÉLIX (Lot). Station froide. Les eaux contiennent du sulfate de magnésie, de l'acide carbonique, du sulfate de soude; elles agissent principalement sur l'estomac.

BAGNOLES (Orne). Les eaux de Bagnoles sont surtout employées dans les maladies de l'appareil digestif. elles sont faiblement minéralisées et exhalent une odeur hépatique; elles dissolvent très-bien le savon. Vauquelin et Thierry les analysèrent en 1813. Bagnoles est admirablement situé, et dans des conditions hydrothérapiques excellentes.

BAGNOLS (Lozère). Les eaux de cette station sont utilisées en boisson, en bains de piscine, inhalations, douches et étuves, contre les scrofules, la phthisie, le rhumatisme, la goutte, la métrite, la syphilis.

BAINS (Vosges). Les eaux de cette station sont surtout employées à titre de sédatives, comme toutes les sources sulfatées, thermales et à faible minéralisation ; on ne fait guère usage en boisson que de la source de *la Vache ;* on envoie à Bains les rhumatisants, les goutteux, les gastralgiques.

BALARUC (Hérault). Ces eaux ont une action purgative ; leur specialité presque exclusive est le traitement des paralysies et des scrofules, elles se rapprochent beaucoup de celles de Bourbonne. Balaruc est situé au bord du lac de Thau, près de la mer ; la température y est très-élevée, mais rafraîchie le soir par la brise.

BARBAZAN (Haute-Garonne). Ces eaux appartiennent à la catégorie des sulfatées, elles ne se prennent presque pas à l'extérieur : on les emploiè en bains, douches et en boues, comme celles de Dax.

BARBOTAN (Gers). Cette station est renommée par des *boues* que l'on emploie dans les mêmes cas que celles de Saint-Amand et de Dax. Il y a une piscine et des douches. On les emploie contre la chlorose avec beaucoup de succès.

BARÉGES (Hautes-Pyrénées). Les eaux de Baréges, depuis longtemps renommées dans toute l'Europe, sont le prototype du genre sulfureux. La vogue de cette station ne remonte pourtant qu'au voyage du duc du Maine, fils naturel de Louis XIV et de madame de Montespan, qui y fut conduit par madame de Maintenon, en 1675. Le célèbre Bordeu contribua beaucoup à mettre en honneur, ces eaux qui sont souveraines contre les vieilles blessures, les vieilles cicatrices mal fermées, les maladies de la peau et certaines affections secrètes. Baréges est le pays le plus sauvage du monde, mais avec des sites tout à fait grandioses.

BATH (Angleterre). C'est en réalité la seule station thermale du Royaume-Uni. Il y a trois sources : 1° *le Bain du Roi*, dont l'eau est la plus usitée en boisson ; 2° *le Bain de la Croix* ; 3° *le Bain chaud*. On emploie les eaux de Bath dans les affections rhumatismales et goutteuses, et comme médication tonique.

BEX (Suisse). Ces eaux contiennent du chlorure de magnésium, de calcium, de potassium, de sodium.

BIO (Lot). Cette source est froide ; elle contient de l'acide carbonique libre, du bicarbonate de chaux, de l'oxyde de fer, du soufre. On l'emploie contre les gastralgies.

BONNE-FONTAINE (Moselle). Source froide, riche en acide carbonique, en azote, en oxygène, en carbonate de chaux et de magnésie.

BONNES (EAUX-) (Basses-Pyrénées). De Pau aux Eaux-Bonnes, le trajet se fait au milieu du pays le plus pittoresque, le plus accentué. Le village se compose d'une seule rue que forment vingt ou trente hôtels où il est très-difficile de trouver une chambre libre en juillet et août. Les séjours fréquents de l'impératrice Eugénie aux Eaux-Bonnes ont beaucoup contribué à modifier l'aspect des habitations; mais la vie est devenue fort chère, sans gagner en animation ce qu'elle a perdu sous beaucoup d'autres rapports.

La spécialité thérapeutique des Eaux-Bonnes se concentre presque entièrement dans le traitement des maladies de l'appareil respiratoire.

A 8 kilomètres des Eaux-Bonnes se trouvent, dans la vallée d'Ossau, les *Eaux-Chaudes*, qui, malgré leur nom, n'ont qu'une température moyenne; il y a un magnifique établissement thermal. On y compte six sources, qui sont : *l'Esquirette, l'Arressecq, Baudot, le Clot, le Rey, Mainvieille.*

Elles sont légèrement sulfurées.

La source *Baudot* passe pour avoir de grandes vertus digestives; la source *Mainvieille* est employée avec succès contre les névralgies.

Les environs des Eaux-Bonnes et des Eaux-Chaudes présentent des buts de promenade magnifiques.

BORCETTE (Prusse). Cette station est considérée comme une succursale d'Aix-la-Chapelle; il y a des sources sulfureuses et des sources chlorurées.

BOULOU (Pyrénées-Orientales). Les eaux de cette source contiennent de l'acide carbonique libre, du carbonate de soude, de chaux et de magnésie, du sulfate de soude et du chlorure de sodium.

BOURBON-LANCY (Saône-et-Loire). Les eaux de cette station se composent de sept sources offrant une température de 47° à 57°. Elles semblent se rapprocher de celles de Néris. On les emploie contre la paraplégie, les rhumatismes, les dermatoses, la goutte et les scrofules.

BOURBON-L'ARCHAMBAULT (Allier). Il n'y a qu'une seule source froide, celle dite de *Jonas*. On prend en boisson l'eau qui est ferrugineuse et à peine chlorurée; aux autres sources, le traitement est externe, on y prend des bains de piscine et des douches. Les eaux de Bourbon s'emploient contre la goutte, l'engorgement du foie, les fièvres intermittentes, l'hémiplégie, les tumeurs utérines, les rhumatismes, la goutte, etc.

BOURBONNE (Haute-Marne). Les eaux de Bourbonne, ferrugineuses et très-fortement salines, se composent de trois sources d'une température élevée, et qu'on emploie surtout en bains et en douches; on les prend aussi en boisson, et on cite même des cures étonnantes qui ont été obtenues par cette médication. On les emploie surtout contre la paralysie, les plaies d'armes à feu, les cicatrices ouvertes, les fractures.

Prises en boisson, les eaux de Bourbonne agissent très-souvent comme les purgatifs.

Située tout près des Vosges, dans un emplacement très-agréable, Bourbonne est une jolie petite ville avec un établissement thermal très-important.

BOURBOULE (Puy-de-Dôme). Ces eaux sont d'une température très-élevée, et elles passent pour un remède très-actif contre la paralysie, les rhumatismes, les scrofules. Malheureusement, cette station se trouve dans une localité presque inaccessible, si ce n'est pour les piétons.

BOURRASSOL (Haute-Garonne). Ces eaux sont ferrugineuses; on les emploie contre les maladies d'estomac et la chloro-anémie.

BULGNÉVILLE (Vosges). Les eaux de cette station peu fréquentée sont bicarbonatées calcaires et un peu arsénicales.

BUSSANG (Vosges). Ces eaux sont froides; on les emploie contre la dyspepsie, le catarrhe vésical et la chlorose.

BUXTON (Angleterre). Ces eaux thermales sont très-faiblement minéralisées; elles n'ont guère d'autre action que celle de leur température. On les emploie contre la goutte.

CAMBO (Basses-Pyrénées). Cette station se trouve à 12 kilomètres de Bayonne; ces eaux contiennent de l'acide sulfhydrique, du bicarbonate de chaux, du sulfate de magnésie, etc. Leur température est de 25°; on les emploie contre les scrofules.

CAMPAGNE (Aude). Les eaux de cette station sont considérées comme laxatives, à cause de la prédominance du sulfate de magnésie. Il est dit dans *l'Annuaire des eaux de France*, qu'on les boit à haute dose et qu'on y ajoute souvent du sulfate de soude, probablement pour décider l'action laxative que leur composition semble indiquer ; on les emploie pour la chlorose et les fièvres intermittentes.

CAPVERN (Hautes-Pyrénées). Ces eaux contiennent de l'acide carbonique, de l'oxygène, de l'azote, du carbonate de chaux, de magnésie, de fer, etc.

CARLSBAD (Bohême). Les Allemands appellent Carlsbad le *roi* des eaux minérales. Ce qui distingue principalement ces eaux, c'est leur richesse en acide carbonique ; les sources sont nombreuses, mais elles diffèrent si peu dans leur composition et leur température qu'elles proviennent probablement d'une source unique.

L'application thérapeutique la plus efficace des eaux de Carlsbad est relative aux engorgements du foie et de la rate et à la gravelle. On les emploie aussi dans la dyspepsie, les calculs biliaires, la syphilis, les fièvres intermittentes, le diabète.

CASSUÉJOULX (Aveyron). Les eaux de cette station, qui n'est guère fréquentée que par les valétudinaires des contrées voisines, sont riches en acide carbonique, bicarbonate de chaux et de magnésie, protoxyde de fer, etc.; on les emploie pour les maux d'estomac.

CASTELJALOUX (Lot-et-Garonne). Ces eaux sont ferrugineuses; il y a deux beaux établissements de bains. Casteljaloux est une jolie petite ville bien bâtie, très-propre, et dont le séjour est très-agréable pour les baigneurs.

CASTÉRA-VERDUZAN (Gers). Cette station était autrefois très-fréquentée. Située dans un vallon riant et fertile, elle possède deux sources d'eau minérale sulfureuse et ferrugineuse. On y a construit, depuis quelques années, un vaste et superbe établissement de bains.

CAUTERETS (Hautes-Pyrénées). Ces eaux jouissent depuis très-longtemps d'une renommée bien méritée. Il y a douze sources qui se trouvent presque toutes éloignées du bourg et les unes des autres; on a dû y faire des établissement distincts. Les plus importants sont : les sources de *César* et les *Espagnols* qui alimentent le principal établissement; — les sources

Pause-Vieux et *Pause-Nouveau,* — la source *Bruzaud,* — *la Raillère.* C'est à cette dernière que Cauterets doit sa renommée et sa spécialité. On l'emploie exclusivement pour les maladies de l'appareil respiratoire, et en particulier du larynx. Le fer ne se trouve qu'en très-petite quantité dans les eaux de Cauterets qu'on utilise en bains, en boisson et en inhalations ; le bourg est situé au milieu d'un des plus magnifiques paysages pyrénéens.

CAUVALAT (Gard). Ces eaux froides contiennent de l'acide carbonique, de l'acide sulfhydrique, du bicarbonate de soude et de magnésie, etc. On les utilise pour les gastralgies et les maladies intestinales.

CELLES (Ardèche). Il y a un puits artésien à Celles. La température de l'eau est de 25º ; elle contient beaucoup d'acide carbonique qu'on utilise thérapeutiquement depuis plusieurs années.

CHALLES (Alpes-Maritimes). Ces eaux sont extraordinairement médicamenteuses, elles doivent leurs propriétés à leur composition remarquable, elles sont très-riches en brôme et surtout en iode ; il n'y a pas encore d'établissement à Challes, qui se trouve à trois kilomètres de Chambéry. Il est à présumer que, par suite de l'annexion de la Savoie à la France, cette station sera dotée de constructions où les baigneurs pourront se loger. Les eaux de Challes sont souveraines pour les scrofules.

CHAMBON (Puy-de-Dôme). Station peu fréquentée : ses eaux contiennent du bicarbonate de soude, de chaux, de magnésie, de fer, du chlorure de sodium. Température froide.

CHARBONNIÈRES (Rhône). Ces eaux contiennent de l'acide carbonique et sulfhydrique, du bicarbonate de protoxyde de fer. D'après le docteur Vézu, on y trouverait aussi une très-petite quantité d'iode : on les emploie contre la chlorose.

CHATEAU-GONTIER (Mayenne). Cette petite ville est située dans une campagne admirable. Il y a une source minérale très-remarquable par la prédominance relative des sels de magnésie. On y trouve un établissement hydrothérapique annexé à l'établissement thermal. L'eau de Château-Gontier est aussi connue sous le nom d'*Eau de Pougues rouillée*. On l'emploie contre la dyspepsie et la chlorose.

CHATEAUNEUF (Puy-de-Dôme). Châteauneuf se trouve à 16 kilomètres de Riom et à 20 de Clermont. Il y a 14 sources captées ; mais leur nombre est encore plus considérable, lisons-nous dans les *Annales de la Société d'hydrologie médicale de Paris*, car, de toutes parts et jusque dans le lit de la rivière, l'eau minérale accuse sa présence par des émanations gazeuses qui se font jour à travers les fissures des rochers. On les emploie contre les rhumatismes et la dyspepsie.

CHATELDON (Puy-de-Dôme). Ces eaux sont d'un excellent usage, à titre d'eaux gazeuzes et digestives. Elles ne sont pas assez fréquentées, bien qu'on ait construit un établissement thermal des plus commodes. Elles sont souveraines dans les cas de dyspepsie.

CHATELGUYON (Puy-de-Dôme), à 4 kilomètres de Riom. Ces eaux sont rangées par l'*Annuaire*, parmi les chlorurées sodiques. D'après M. Anguilhon, elles possèdent au plus haut degré et plus qu'aucune autre eau de France, la propriété purgative ; elles sont en même temps ferrugineuses. Il y a plusieurs sources dont la plus importante forme l'établissement de *La Vernière*.

CHAUDES-AIGUES (Cantal). Quelques médecins comparent les eaux de Chaudes-Aigues à celles de Plombières; mais elle en diffèrent par leur température qui en fait la station la plus chaude de la France (elle est de 57° à 80°), et surtout par le bicarbonate de soude qu'elles contiennent, et l'acide carbonique qui s'en dégage. On ne peut guère les utiliser qu'avec des appareils de réfrigération. Il y a aussi une source froide et ferrugineuse. Cette station est fréquentée par les rhumatisants, les gastralgiques et les personnes atteintes de paraplégie.

CHELTENHAM (Angleterre). Ces eaux contiennent du chlorure de sodium, du sulfate de soude et de magnésie; elle sont peu actives.

CLERMONT (Puy-de-Dôme). Dans les faubourgs de Clermont, il y a trois sources ou plutôt groupes de sources; ce sont les sources de *Sainte-Claire*, de *Jaude*, de *Saint-Allyre*. La dernière jouit seule de quelques renommée, non par des qualités reconnues médicales, mais des propriétés incrustantes et pétrifiantes.

CONDILLAC (Drôme). On compte trois sources dans le département de la Drôme : *Condillac, Dieu-le-Fit, Valence*; elles sont toutes trois froides. Ces eaux renferment presque autant de bicarbonate de soude que de bicarbonate de chaux. Quelques médecins les classent parmi les eaux bicarbonatées mixtes. On les emploie contre la dyspepsie.

CONTRÉXEVILLE (Vosges). Peu minéralisées, ces eaux jouent néamoins un rôle actif et presque spécifique dans la dissolution des graviers des reins et des calculs de la vessie ; elles sont du nombre de ces eaux où on ne rencontre que de vrais malades... La source du *Pavillon* sert à l'usage interne ; il y a une source des *Bains,* qui sert exclusivement aux bains et aux douches.

CRANSAC (Aveyron). Ces eaux très-fréquentées offrent cette circonstance curieuse, de sortir complétement froides d'un terrain houillier et schisteux, brûlant à sa partie supérieure. La montagne brûlante d'où s'écoulent de nombreuses sources est toute couverte d'efflorescences salines et alunifères.

Cransac offre un intérêt particulier par la richesse de ses eaux en sulfate de fer, de magnésie et arsenic. Il y a deux sources principales : la *Haute-Richard,* la *Basse-Richard ;* le sulfate de fer y prédomine considérablement ; elle est en même temps magnésienne à très-haut degré. La seconde offre les mêmes principes, mais moins concentrés ; elle est laxative ; on la tolère à des doses assez élevées. Il y a aussi à Cransac des étuves sulfureuses naturelles et dont la température varie de 32° à 42°. Ces eaux sont très-efficaces contre la chlorose, l'anémie et presque toutes les maladies de l'estomac.

CRÈCHES (Saône-et-Loire). Ces eaux, à température froide, contiennent de l'acide carbonique et sulfurique, du protoxyde de fer et de chaux, de magnésie et de soude. Elles sont peu fréquentées.

DAX (Landes). Les sources de cette station sont très-nombreuses ; en creusant le sol de 4 à 10 mètres de profondeur, on en trouve presque partout, dit M. Patissier, dans son *Manuel des eaux minérales*. On ne les emploie guère qu'en bains, en douches et en boues, contre les rhumatismes et quelques maladies de la peau. Les eaux de Dax sont classées parmi les sulfatées mixtes.

DIGNE (Basses-Alpes). Ces eaux sont très-minéralisées en sulfates et en chlorures, sulfurées calciques, plus ou moins sulfatées ou chlorurées.

EAUX-CHAUDES (Basses-Pyrénées), dans la riche et pittoresque vallée d'Ossau. Ces eaux qui, malgré leur nom, ainsi que nous l'avons déjà dit, n'offrent qu'une température très-moyenne, sont faiblement sulfurées. On les emploie contre les scrofules, les rhumatismes, la goutte, la métrite, la chlorose. [Voir plus haut *Bonnes (Eaux-).*]

EGER (Bohême). Les sources de cette station, très-renommée en Allemagne, sont gazeuses à un très-haut degré ; il y a beaucoup d'acide carbonique qu'on utilise en bains et en douches.

EMS (Nassau). Cette sation, qui se trouve à environ 20 kilomètres de Coblentz, est une des plus renommées et des plus fréquentées de toute l'Allemagne ; ses eaux sont spécialement appliquées aux maladies de l'appareil respiratoire. On les prend en bains et en boisson. Quelques médecins vantent leur efficacité dans plusieurs cas d'affection de poitrine, de débilité générale et partielle du système nerveux, dans certaines maladies particulières aux femmes. Comme Vichy, Ems tient le milieu entre les eaux bicarbonatées fortes et les eaux bicarbonatées faibles. Il y a quatre sources principales : le *Crünchen,* le *Furstenbrunnen,* le *Kisselbrunnen,* la *Nouvelle source.*

ENCAUSSE (Haute-Garonne). Il y a trois sources dans cette station très-fréquentée, et qui possède un établissement thermal des plus complets. Ses eaux, sulfatées calcaires , sont employées avec beaucoup de succès contre les fièvres intermittentes.

ENGHIEN (Seine-et-Oise). Cette station a l'avantage incomparable d'être située à 12 kilomètres seulement de la capitale. Ces eaux, dont la renommée est très-grande, ne datent que de 1766 où elles furent découvertes par l'abbé Cotte , curé de Montmorency. Louis XVIII fit la fortune de cette station.

Il y a aujourd'hui quatre sources principales :

La source de la *Rotonde ;*

La source du *Roi,* où l'on puisait les eaux pour les jambes de Louis XVIII ;

La source *Nouvelle,* que l'on doit au docteur Bouland.

Les bains de la *Pécherie* sont alimentés par cinq autres sources d'une importance secondaire.

Enghien est la plus considérable de toutes les stations thermales, sulfurées calciques, en France. Les eaux sont à température froide ; on les administre en boisson et en bains, en douches et en affusions. On les prend pures ou coupées d'une infusion de lait. Elles réussissent principalement contre les scrofules , les tubercules pulmonaires, les douleurs rhumatismales, les maladies de la peau, et certaines névroses du tube digestif.

A Enghien, tout est splendide, jusqu'aux baignoires de l'établissement.

« Ces eaux minérales, dit Ramond , sont un lieu charmant, où le plaisir a ses autels à côté de ceux d'Esculape, et veut être de moitié dans ses miracles. »

ESCALDAS (Pyrénées-Orientales). Cette station pyrénéenne a deux sources et deux établissements thermaux. La température est de 42° 15. On emploie ces eaux contre les rhumatismes et les dermatoses.

EUZET (Gard). La source dite de *la Marquise* contient de l'acide sulfhydrique et carbonique, du carbonate de chaux et de magnésie, du chlorure de sodium et de magnésium. Ces eaux sont classées parmi les sulfurées calciques.

EVAUX (Creuse). Les sources de cette station sont renfermées dans des puits, et particulièrement dans les piscines ; la source du *Petit-Cornet* est très-sulfureuse; celle dite de *César* renferme beaucoup de sodium. Il y a sept sources d'une température de 45° à 55°, une de 26°. On les emploie avec beaucoup de succès contre les rhumatismes.

EVIAN (Suisse). Cette station est située au bord du lac de Genève. Ses eaux sont rangées parmi les bicarbonatées sodiques; toutefois, le bicarbonate de soude n'y existe qu'à très-faible dose. On les emploie dans la dyspepsie, la gastralgie, les calculs vésicaux, le catarrhe vésical, etc.

FONCAUDE (Hérault). Les eaux de cette station, située à 3 kilomètres de Montpellier, sont exclusivement calcaires et magnésiques, sauf un peu de fer et de chlorure de sodium; elles sont douces et calmantes, et on les emploie avec succès dans les maladies de matrice, la gastralgie et l'entéralgie.

FONCIRGUE (Ariége). Les eaux de cette station, située dans un endroit très-élevé, à 304 mètres, sont classées parmi les bicarbonatées-calcaires.

FONSANCHE (Gard). D'après M. Blouquier, ces eaux, qui répandent une odeur d'hydrogène assez forte, renferment de l'hydrogène sulfuré, du sulfate de magnésie et de chaux, du muriate de soude, du carbonate de magnésie, etc.

FORBACH (Moselle). Il y a deux ans, on ne trouvait pas d'établissement thermal à Forbach, dont les eaux sont pourtant assez fréquentées ; elles contiennent du carbonate de chaux et de magnésie, du chlorure de sodium, de potassium, de magnésium, et sont classées parmi les chlorurées sodiques.

FORGES (Seine-Inférieure). Ces eaux sont classées parmi les ferrugineuses ; très-célèbres autrefois, elles sont aujourd'hui moins recherchées. Il y a quatre sources : la *Cardinale*, la plus ferrugineuse et la plus active ; la *Royale*, la *Reinette*, et une autre source, découverte depuis peu. On les emploie dans la chlorose, et surtout dans la dyspepsie.

FORGES-SUR-BRUS (Seine-et-Oise). Depuis plusieurs années, dit M. Durand-Fardel, l'administration de l'Assistance publique de la ville de Paris envoie à Forges, chaque été, des enfants scrofuleux ; ces enfants prennent les eaux en bains et en boisson. L'honorable et savant docteur Gillette a pu constater que d'excellents résultats sont obtenus de ce traitement.

GADINIÈRE (LA) (Ain). Ces eaux, classées parmi les sulfatées mixtes, contiennent de l'acide carbonique libre, du carbonate de chaux et de magnésie, du chlorure de sodium, etc. Elles sont peu actives.

GASTEIN (Autriche). Ces eaux ne sont employées qu'en bains; on les emploie avec succès dans les maladies de l'appareil utérin, l'hystérie, dans la paraplégie, l'atonie générale.

GOURNAY (Seine-Inférieure). Ces eaux, classées parmi les ferrugineuses, contiennent du carbonate de chaux, de magnésie et de fer. Elles réussissent dans presque toutes les affections de l'estomac.

GRÉOULX (Basses-Alpes). Eaux sulfurées calciques, assez abondantes pour se renouveler incessamment dans les baignoires; il y a deux sources : l'*Ancienne,* la *Nouvelle;* cette dernière dépose dans son parcours une matière glairiforme, qu'on emploie en cataplasmes. Les eaux de Gréoulx sont efficaces dans le rhumatisme, les dermatoses, la chlorose.

GUAGNO (Corse). Ces eaux, à température très-élevée (50° à 52°), contiennent de l'acide carbonique, du carbonate de soude, de chaux, de magnésie, du sulfate de chaux, etc. On a construit un hôpital militaire dans cette station, qui est le *Baréges* de la Corse.

GUILLON (Doubs). Eaux sulfurées calciques, très-renommées dans le pays; ces eaux manquent de sulfures et de sulfates.

GUITERA (Corse). Eaux sulfurées sodiques. Il y a sept sources de 45° à 55°, et un établissement thermal; on y soigne les mêmes maladies qu'à Guagno.

HAMMAN-MÉLOUANE (Algérie). Au pied de l'Atlas, près du village de Rovigo, à 42 kilomètres d'Alger. Ces eaux tiennent un des premiers rangs parmi les chlorurées sodiques. « Elles sortent, dit le docteur Tripier, dans les *Annales de chimie et de physique*, d'une roche qui paraît établir le passage entre les argiles salifères gypseuses auxquelles les eaux auraient emprunté leurs principes minéralisateurs, et les roches calcaires qui forment les assises supérieures de la montagne. »

Ces eaux étaient depuis longtemps connues des Arabes. D'après M. de Marigny, elles renferment de l'iode, et d'après M. Tripier, elles contiennent de l'arsenic.

HAMMAN-MESCOUTIN. (*Bains maudits.*)—(Province de Constantine.—Algérie.) Les eaux de cette source sont hydrosulfureuses et tiennent en dissolution dans de l'acide carbonique de la chaux et du fer carbonaté ; leur température varie de 76° à 80° Réaumur. Les Romains connurent et apprécièrent leurs propriétés thérapeutiques qui se rapprochent de celles de Baréges. En 1844, le maréchal Bugeaud y fonda un établissement thermal pour les militaires. La légende des *Bains maudits* est populaire dans toute l'Algérie. Nous n'avons pas à la raconter ici.

Ces eaux sont souveraines dans les engorgements des viscères, contre les hydropisies passives, les rhumatismes anciens, les douleurs, les maladies de la peau, les blessures, les anémies, les prédominances lymphatiques. C'est bien le cas de s'écrier avec M. Lacroix, ancien préfet d'Alger :

« Que bénis soient donc les *Bains maudits.* »

HARROGATE (Angleterre.) Ces eaux sont surtout employées dans les maladies de la peau ; on les emploie aussi dans les engorgements du foie, de la rate et dans la gravelle. On y prend en boisson l'eau du *Vieux puits de soufre.* On prépare les bains en versant de l'eau bouillante dans l'eau minérale.

HOMBOURG (Hesse), à 15 kilomètres de Francfort. Ces eaux sont principalement employées en boisson et sont généralement purgatives; on les chauffe pour leur donner une température convenable. Il y a à Hombourg cinq sources, toutes froides; la source dite *Élisabeth* est la plus célèbre et la plus employée; la source *Badequelle* ne sert que pour les bains. M. Trousseau dit que, parmi les établissements où l'eau doit être surtout bue à la source, Hombourg est peut-être celui qui réunit le plus de conditions favorables. Le grand bruit qu'y font les plaisirs a peut-être nui à sa réputation thérapeutique : il est vrai de dire qu'à Hombourg il y a plus de joueurs que de malades.

ISCHEL (Autriche). Dans cette station célèbre en Allemagne, on a établi le traitement de la phthisie sur la combinaison d'eaux chlorurées sodiques avec le petit-lait en bains. Le docteur Mastalier, dans un mémoire sur le *petit-lait alpestre,* vante beaucoup le climat d'Ischel, dont l'atmosphère saline, comme celle des bords de la mer, emprunte encore aux sapins qui couvrent les sommets voisins des Alpes des propriétés bienfaisantes.

ISCHIA (golfe de Naples). Il y a un très-grand nombre

de sources dans cette station éminemment volcanique;
elles sont d'une température très-élevée, et le chlorure
de sodium y prédomine. On emploie, sous forme
d'étuves, les vapeurs chaudes qui s'échappent du sol en
plusieurs endroits.

JENZAT (Allier). Eaux bicarbonatées sodiques, à
température froide.

KISSINGEN (Bavière). D'après M. Granville, la médication de Kissingen présente trois caractères : 1o alté-
rante ; 2o purgative et dépurative ; 3o tonique et for-
tifiante. Il y a trois sources principales : le *Rakoczy*,
le *Pandur*, le *Maxbrunnen;* elles sont froides. On les
emploie dans la phthisie, l'engorgement du foie, la
métrite, la paraplégie, la fièvre intermittente, etc., etc.

KREUZNACH (Prusse). Il y a des sources froides et
des sources chaudes; les froides sont plus chlorurées
et plus excitantes que les chaudes, on les mélange
quelquefois avec du lait. On traite à Kreuznach les
malades de l'appareil respiratoire qu'on fait séjourner
auprès des salines de Munster, où ils respirent un air
qui leur est très-favorable. On y traite aussi les scrofules, les dermatoses, la métrite, la syphilis.

KRONTHAL (duché de Nassau). Cette station, voisine de Wiesbaden, n'est connue que depuis quelques années; ses eaux sont un peu sulfatées, sodiques et très-ferrugineuses. On les emploie contre la goutte, pour exciter les fonctions de la peau et des reins.

LAC-VILLERS (Doubs). Eaux ferrugineuses à température froide, employées avec succès dans la dyspepsie et la gastralgie.

LAIFOUR (Ardennes). Eaux ferrugineuses; même traitement qu'à Lac-Villers.

LAMALOU (Hérault). Il y a, dans cette station, deux établissements distincts : *Lamalou-le-Haut*, *Lamalou-le-Bas*. L'*Annuaire* classe ces eaux parmi les carbonatées sodiques; M. Boissier pense, au contraire, qu'elles doivent figurer dans la catégorie des *ferro-crénatées* acidules thermales. On les emploie contre la dyspepsie, la chlorose et les rhumatismes.

LAMOTTE (Isère). Eaux chlorurées sodiques. M. Chevallier y a trouvé de l'arsenic. MM. Breton et Boissard y ont signalé la présence de l'iode. On les emploie avec succès dans l'atrophie musculaire, la métrite, les tumeurs utérines, la paraplégie. Il y a, à Lamotte-les-Bains, un bel établissement où l'on a beaucoup perfectionné l'usage des douches et des étuves.

LAVEY (Suisse). Cette station, située dans le canton de Vaud, possède des eaux ferrugineuses que l'on emploie spécialement pour le traitement de la chlorose.

LOÉCHE (Valais). Il y a une douzaine de sources : la plus importante est celle de *Saint-Laurent,* qui alimente le *Bain des Messieurs,* celui des *Gentilshommes* et celui des *Pauvres*. Le traitement consiste principalement en bains de piscine prolongés et agit beaucoup sur toutes les maladies de la peau.

LONS-LE-SAUNIER (Jura). Eaux chlorurées sodiques; elles contiennent du chlorure de sodium, de magnésium, de potassium.

LUCHON (Voir plus haut Bagnères-de-Luchon.)

LUCQUES (Toscane). Il y a, dans cette station très-renommée dans la péninsule, trois établissements thermaux distincts; les eaux sont classées parmi les sulfatées magnésiques; on y traite surtout les débilitations et les névroses. Michel Montaigne y trouva la guérison d'une cruelle maladie.

LUXEUIL (Haute-Saône). Ces eaux appartiennent à la catégorie des chlorurées sodiques faibles à haute température; elles se rapprochent beaucoup de celles de la source *Basse-Richard*, de Cransac; on les emploie contre les scrofules, les rhumatismes, la goutte, la métrite, la chlorose, la syphilis.

MACON (Saône-et-Loire). Source ferrugineuse; on y trouve de l'acide carbonique, sulfurique, chlorhydrique, du protoxyde de fer, de chaux, de magnésie, etc.

MARIENBAD (Bohême). Eaux sulfatées sodiques. On les emploie surtout en boisson, mais aussi en bains; elles sont laxatives, et passent pour diurétiques et très-actives dans les maladies de l'appareil digestif. Il y a trois sources à Marienbad : la source *Ferdinand*, très-riche en fer et acide carbonique; la source du *Bois*, considérée principalement comme sédative; la source *Marie*, extrêmement gazeuse et très-peu minéralisée.

MARLIOZ (Alpes-Maritimes). Cette source est une dépendance de la station thermale d'Aix; elle en est à peine éloignée de deux kilomètres. On n'utilise ces eaux que depuis 1840.

MANTIGUÉ-BRIANT (Seine-Inférieure). Ces eaux contiennent de l'acide carbonique, de l'azote, du carbonate de fer, de chaux, de magnésie ; on les prend en boisson et en bains.

MADAGUE (Puy-de-Dôme). Eaux à température froide ; elles contiennent du bicarbonate de soude, de magnésie, de chaux, du chlorure de sodium.

MIERS (Lot). Ces eaux, dit M. Boullay, sont les seules dans lesquelles la prédominance du sulfate de soude se trouve nettement et thérapeutiquement accusée. Elles sont laxatives. Il y a un établissement thermal. Le pays est très-pittoresque.

MOLITG (Pyrénées-Orientales). Cette station est située au bord d'un torrent, dans une gorge du mont Canigou. Il y a un établissement considérable. D'après l'*Annuaire*, ces eaux présentent un caractère sulfureux, tenace, assez intense.

LE MONESTIER DE BRIANÇON (Hautes-Alpes). Ces

eaux sulfatées, calcaires, ont leur température qui varie, suivant les temps de pluie ou de sécheresse, de 39° à 45°; elles contiennent de l'acide carbonique, du carbonate de chaux, de magnésie, d'ammoniaque, du sulfate de magnésie, etc., etc.

MONBRISON (Loire). Eaux bicarbonatées sodiques, à température froide; on y trouve du carbonate de soude, de chaux, de magnésie, du chlorure de sodium et de potassium.

MONT-DORE (Puy-de-Dôme). La spécialité de ces eaux est le traitement des affections catarrhales de l'appareil respiratoire; elles sont peu minéralisées, principalement en bicarbonate de soude. On les emploie presque toutes à une haute température. L'inhalation des vapeurs d'eau minérale, dans une salle commune, est un des moyens qui appartiennent spécialement à la médication employée dans cette station très-fréquentée. On y opère aussi la cure de la phthisie, de la paraplégie, de l'entéralgie, de la goutte, des rhumatismes.

MONTE-CATINI (Toscane). Ces eaux sont spécialement employées contre les engorgements du foie, de même que celles de Carlsbad.

MONTÉGUT-SÉCLA (Haute-Garonne). Eaux bicarbonatées calcaires et à température froide.

MONTLIGNON (Seine-et-Oise). Eaux ferrugineuses. On y trouve de l'acide carbonique, du carbonate de chaux, de magnésie, de fer, etc.

MONTMIRAIL (Vaucluse). Cette source a été découverte depuis peu d'années auprès d'une autre source sulfureuse, près de laquelle existe un établissement thermal. Les eaux sont sulfatées magnésiques.

NAUHEIM (Hesse Électorale). Ces eaux contiennent une énorme proportion de gaz acide carbonique, qu'on utilise d'une manière spéciale en bains et en douches. On les emploie contre la phthisie, les dermatoses, la goutte, le rhumatisme, la paraplégie, l'entéralgie. Elles sont chlorurées-sodiques.

NÉRIS (Allier). Ces eaux thermales sont à haute température, mais peu fortement minéralisées. Sédatives par nature, extrêmement douces à la peau, elles conviennent au traitement des névralgies, des prurits, des exanthèmes, des rhumatismes, de la gastralgie, de l'entérite, etc. Parmi les sources, on distingue : le

Grand-Puits et le *Puits de la Croix*. Les eaux de Néris sont exclusivement usitées comme traitement externe.

NEYRAC (Ardèche). Eaux ferrugineuses et possédant une efficacité particulière dans les maladies de la peau; il y a un établissement thermal très-bien entretenu. On y envoie les chlorotiques.

NIEDERBRONN (Bas-Rhin). Eaux chlorurées sodiques employées surtout en boisson. Leur action est très-douce et on peut les tolérer très-facilement.

OLETTE (Pyrénées-Orientales). Eaux sulfurées sodiques, en même temps siliceuses. On en fait usage en boisson et en bains, contre les scrofules, les dermatoses, le rhumatisme, la dyssenterie, la gastralgie, la syphilis, etc.

OREZZA (Corse). Eaux ferrugineuses qui ne sont utilisées qu'en boisson, contre la chlorose et la dyspepsie. Il y a deux sources : la *Haute,* qui n'est qu'un simple filet d'eau ; la *Basse,* qui coule abondamment.

ORIOL (Isère). Eaux ferrugineuses et dont la composition varie suivant les saisons et la température. On les emploie contre la dyspepsie.

OUIOUM SEKHAKHNA, OU FRAIS VALLON (Algérie).
Eaux ferrugineuses et gazeuses. Prises sur place, elles
agissent très-efficacement comme digestives; on les
utilise aussi comme eaux de table.

PASSY (Seine). Eaux ferrugineuses à température
froide. L'excès de sulfate de chaux et l'absence d'acide
carbonique font qu'elles répugnent aux buveurs. On
les emploie avec succès contre les maladies de l'appareil digestif.

PFEFFERS (Suisse). Eaux sulfatées mixtes, employées
contre les dermatoses, la syphilis, la paraplégie; on les
applique aussi aux névroses. On s'y baigne dans des
bassins à eau courante, ou dans des piscines.

PIERREFONDS (Seine-et-Oise). Cet établissement
thermal ne date que de 1846, époque où M. de Flubé
découvrit dans un coin de son parc des eaux dont l'o-
deur sulfureuse l'avait plus d'une fois frappé. Cette
station a pris depuis une très-grande importance. Les
eaux sont sulfureuses calciques et on les emploie contre
la phthisie. Pierrefonds a des monuments historiques
et de magnifiques paysages.

PIETRAPOLA (Corse). Eaux sulfurées sodiques. Cette station jouit d'une température variée, et elle a des sources abondantes ; avec une installation plus complète, elle attirera un grand nombre de baigneurs.

PLAN-DE-PHAZY (Hautes-Alpes). Eaux chlorurées sodiques ; température de 28° à 30°.

PLOMBIÈRES (Vosges). Ces eaux, quoique très-peu chargées de principes minéralisateurs, sont, dans un très-grand nombre de cas, d'une vertu thérapeutique incontestée ; elles n'ont que peu de saveur et on les emploie également en boisson et en bains. Les sources chaudes sont au nombre de seize ; il y a aussi des sources *savonneuses* froides et des sources ferrugineuses, froides également. Les nombreux auteurs qui ont écrit sur cette station thermale insistent principalement sur la qualité arsénicale de ses eaux ; elles sont de plus fortement sédatives. On les emploie dans la plupart des troubles de l'innervation, dans l'hypocondrie, les gastralgies, les dyspepsies, les métrites et les maladies utérines. Les environs sont très-variés et très-pittoresques.

PORTA (Corse). Eaux ferrugineuses, à température

froide, employées dans les affections chroniques de l'estomac.

PORNIC (Loire-Inférieure). Eaux ferrugineuses, riches en bicarbonate de chaux, de magnésie et de soude. Les environs de Pornic offrent des promenades très-agréables. On y prend aussi des bains de mer.

POUGUES (Nièvre). Ces eaux sont calcaires, magnésiques et très-gazeuses. Il y a deux sources : l'une destinée à la boisson, l'autre aux bains et aux douches. On y traite principalement les dyspepsies et les maladies des voies urinaires.

POUILLON (Landes). Eaux chlorurées sodiques, riches en carbonate de chaux, chlorure de sodium et de magnésium.

PRÉCHAC (Landes). Mêmes eaux que celles de Pouillon.

PRESTE (LA) (Pyrénées-Orientales). Eaux sulfurées sodiques et d'une onctuosité remarquable. On en obtient de très-bons effets dans les maladies des voies urinaires.

PROPIAC (Drôme). Eaux sulfatées calcaires à température froide.

PROVINS (Seine-et-Marne). Eaux ferrugineuses, à température froide; employées dans les maladies de l'appareil digestif.

PULLNA (Bohême). Eaux sulfatées magnésiques, à température froide; elles sont purgatives.

PYRMONT (Westphalie). Eaux ferrugineuses, dont les principales sources sont : le *Trunkbrunnen*, qu'on emploie en boisson; le *Brodelbrunnen*, riche en acide carbonique, etc. Pyrmont est, avec Spa et Swalbach, une des stations thermales ferrugineuses les plus recherchées des baigneurs.

RANÇON (Seine-Inférieure). Eaux ferrugineuses à température froide.

RENAISON (Loire). Eaux carbonatées calcaires, à température froide; elles ressemblent beaucoup à celles de Saint-Galmier, et produisent les mêmes effets.

RENNES (Aude). Eaux ferrugineuses, et remarquables

par leur température élevée. Cet établissement thermal, dit l'*Annuaire*, offre des ressources thérapeutiques très-nombreuses.

RIENMAJOU (Hérault). Eaux ferrugineuses, riches en
acide carbonique, carbonate de chaux, de soude, de
magnésie, etc., etc.

RIVIÈRE DE SALZ (Aude). Eaux chlorurées sodiques ;
le *Salz*, dit l'*Annuaire*, est une petite rivière qui
baigne les pieds de l'établissement thermal de *Bain-
Fort* à Rennes (Aude).

LA ROCHE-POSAY (Vienne). Eaux sulfatées calcaires,
qui dégagent parfois un peu d'hydrogène sulfuré; il y
a aussi des boues à la Roche-Posay.

ROSHEIM (Bas-Rhin). Eaux bicarbonatées calcaires.

ROUCAS-BLANC (Bouches-du-Rhône). Eaux chlorurées sodiques.

ROUEN (Seine-Inférieure). Eaux ferrugineuses, à
température froide. La source de la *Mariquerie* est la
plus fréquentée.

ROUZAT (Puy-de-Dôme). Eaux bicarbonatées mixtes, riches en bicabornate de magnésie, de fer, de chaux et en chlorure de sodium.

ROYAT (Puy-de-Dôme). A 2 kilomètres de Clermont. Eaux bicarbonatées mixtes. On y traite principalement les maladies qui tiennent aux scrofules, à l'anémie, aux affections non tuberculeuses de l'appareil respiratoire, à la chlorose. La vallée de Royat est magnifique, et il y a des établissements très-bien tenus.

RAILLÉ (Sarthe). Eaux ferrugineuses à température froide; elles sont très-peu actives.

SAIL-SOUS-COUZON (Loire). Eaux bicarbonatées sodiques, à température froide; elles sont riches en bicarbonate de soude, de potasse, de chaux, de magnésie, de fer.

SAINT-ALBAN (Loire). Eaux gazeuses, se rapprochant beaucoup des eaux minérales bicarbonatées calcaires, dont la plupart ne sont efficaces que par la quantité d'acide carbonique libre qu'elles contiennent. Depuis longtemps, l'acide carbonique est employé à Saint-Alban, dans plusieurs affections rhumastismales; en

1834, le docteur Goin y administrait des bains, de la manière suivante, qu'on suit encore aujourd'hui :

« Le malade, dit-il, est placé dans une baignoire de cuivre bien étamée, ouverte à la partie supérieure, et fermant d'ailleurs hermétiquement ; un coussinet, fixé autour du cou, sert à intercepter l'air ou la vapeur de la baignoire, et fait que la respiration s'opère sans danger. On fait arriver un courant de vapeur émolliente, ensuite un autre de gaz acide carbonique ; quinze ou vingt minutes après, on soulève une large soupape, le gaz disparaît et la vapeur émolliente le remplace. »

L'acide carbonique est aussi utilisé à Saint-Alban dans les maladies de l'appareil respiratoire.

SAINT-AMAND (Nord). Eaux sulfatées calcaires. Cette station est surtout connue par l'usage que l'on y fait des *boues* ou terres délayées par l'eau minérale ; contre la dyspepsie, la gastralgie, l'engorgement du foie et le rhumatisme.

SAINT-CHRISTOPHE (Saône-et-Loire). Eaux ferrugineuses, riches en bicarbonate de chaux, de magnésie, oxyde de fer et de manganèse.

SAINT-DENIS-LEZ-BLOIS (Loir-et-Cher). Eaux ferrugineuses à température froide.

SAINT-GALMIER (Loire). Eaux bicarbonatées calcaires, employées à distance à titre d'eaux digestives. Leur action est moins efficace que celle des eaux bicarbonatées sodiques. L'eau de Saint-Galmier remplace l'eau de Seltz dans les repas. On l'emploie contre la dyspepsie.

SAINT-GERVAIS (Savoie). Eaux sulfatées sodiques. On les emploie en bains, en boisson, en douches, bains de vapeur; on y a aussi recours au massage, aux applications des *boues* en bains et en cataplasmes. Saint-Gervais possède une source ferrugineuse et alcaline et des sources tout à fait froides.

SAINT-HONORÉ (Nièvre). Eaux sulfurées sodiques, à 12 kilomètres de Moulin-Engilbert, à 40 d'Autun, sur la limite du Morvan. Cet établissement thermal, très-nouvellement fondé, est fréquenté par un grand nombre de malades, surtout par des phthisiques.

SAINT-LAURENT (Ardèche). Eaux bicarbonatées sodiques; belle installation thermale. On y traite l'entéralgie et les rhumatismes.

SAINT-JULIEN (Hérault). Eaux ferrugineuses à tempérarure froide.

SAINTE-MADELEINE DE FLOURENS (Haute-Garonne). Eaux ferrugineuses à température froide. Traitement de la dyspepsie et de l'albuminurie.

SAINTE-MARIE ET SIRADAN (Hautes-Pyrénées). Eaux sulfatées calcaires. Il y a deux sources distinctes. Traitement de la métrite et de la fièvre intermittente.

SAINT-MARTIN DE FENOUILLA (Pyrénées-Orientales). Eaux bicarbonatées sodiques; température, $16^{\circ}3$. Ces eaux se rapprochent beaucoup de celles de Vichy; il y a deux sources voisines l'une de l'autre et encore très-peu connues.

SAINT-MYON (Puy-de-Dôme). Eaux bicarbonatées sodiques, à température froide.

SAINT-NECTAIRE (Puy-de-Dôme). Ces eaux tiennent à la fois des bicarbonatées et des chlorurées. Elles sont plus renommées par leurs propriétés incrustantes que pour leurs applications médicales. Il y a dix sources dont la température varie de 22° à 44°.

SAINT-PARDOUX (Allier). Eaux ferrugineuses, à température froide ; employées avec succès dans la dyspepsie et la chlorose.

SAINT-SAUVEUR (Hautes-Pyrénées). Eaux sulfurées sodiques très-douces, peu excitantes et se prêtant très-bien au traitement des névroses, des maladies de matrice, de la phthisie, des dermatoses, etc. , etc. Il n'y a que deux sources à Saint-Sauveur.

SALCES (Pyrénées-Orientales). Eaux chlorurées sodiques ; température, 19°. L'acide carbonique, le sulfate de soude, de magnésie, y dominent.

SALIES (Basses-Pyrénées). On y emploie thérapeutiquement les eaux mères, contre les scrofules.

SALINS (Jura). Eaux chlorurées sodiques. On y traite principalement les scrofules et les rhumatismes.

SAUBUSE (Landes). A 8 kilomètres de Dax. Eaux chlorurées sodiques faibles. Les chlorures, en général y dominent ; elles sont notablement sulfatées, comme toutes les eaux minérales du département des Landes.

SAUXILLANGE (Puy-de-Dôme). Eaux bicarbonatées sodiques, à température froide.

SAXON (Suisse). Eaux bicarbonatées mixtes. *L'Annuaire* mentionne cette source, comme la plus notable parmi les eaux iodurées.

SCHINZNACH (Suisse), canton d'Argovie, à 12 kilomètres d'Aarau. C'est, sans contredit, la plus remarquable des stations sulfureuses étrangères. Les eaux, qu'on dit supérieures à celles d'Aix, sont employées en bains et en douches, contre les dermatoses, les scrofules, la goutte, le catarrhe, etc.

SCHLAGENBAD (Nassau). Eaux bicarbonatées sodiques. On les emploie contre la syphilis, la métrite, le catarrhe vésical, les dermatoses, la goutte, les scrofules.

SCHWALBACH (Nassau). Eaux ferrugineuses et très-gazeuzes. La source la *Pauline* est la plus riche en bicarbonates, celle *Stahl* en fer ; on emploie beaucoup ces eaux, en bains contre la dyspepsie, les dermatoses, la chlorose, etc., etc.

SEDLITZ (Bohême). Eaux sulfatées mixtes, à température froide. La magnésie et la soude y dominent. Elles sont très-purgatives.

SÉGRAIS (Loiret). Eaux ferrugineuses, à température froide.

SEIDSCHUTZ (Bohême). Eaux sulfatées mixtes, à température froide.

SELTZ OU SELTERS (Nassau). Eaux chlorurées sodiques. Elles contiennent de l'acide carbonique, du carbonate de soude, de chaux, de magnésie, de fer et du chlorure de sodium. Il est facile de voir, d'après cette analyse, que l'eau de *Seltz artificielle*, qui n'est qu'une solution d'acide carbonique, ne ressemble pas beaucoup à l'eau naturelle de Selters, qui est souveraine contre la dyspepsie.

SERMAIZE (Marne). Eaux sulfatées magnésiques. Elles sont un peu plus laxatives que les eaux ferrugineuses ordinaires. On ne les emploie qu'en boisson, dans la dyspepsie et la gastralgie.

SODEN (Nassau), à 14 kilomètres de Francfort. Eaux chlorurées sodiques. Leur qualité ferrugineuse a été remarquée par tous les hydrographes. Il y a sept sources, qu'on utilise contre les rhumatismes, les affections cutanées, les scrofules, la phthisie et la chlorose.

SOULIEUX (Isère). Eaux sulfatées magnésiques, à température froide.

SOULTZMATT (Vosges). Eaux bicarbonatées sodiques, à température froide. On les emploie dans la dyspepsie.

SOULTZ-LES-BAINS (Bas-Rhin), à 12 kilomètres de Strasbourg. Eaux chlorurées sodiques.

SOTTEVILLE-LEZ-ROUEN (Seine - Inférieure). Eaux chlorurées sodiques, à température froide.

SPA (Belgique). Eaux ferrugineuses, à température froide. Cette station est une des plus anciennement connues, ou du moins suivies de l'Europe, puisque leur vogue remonte au règne de Henri III, d'Angleterre.

Les sources ferrugineuses et gazeuzes de Spa sont au nombre de six : le *Pouhon*, la *Géronstère*, la *Sauvenière*, le *Groesbeck*, le *Tonnelet*. C'est près de la *Sauvenière* qu'on trouve le fameux *pied de Saint-Remacle*, où il suffit qu'une femme stérile pose le pied pour devenir tout aussitôt apte à procréer une nombreuse famille.

Spa est considéré avec raison, par tous les hydrographes, comme le type des eaux ferrugineuses. On y traite la dyspepsie, la chlorose, la paraplégie, etc.

SULTZBACH (Haut-Rhin). Eaux ferrugineuses, à température froide. Il y a un bel établissement. Ces eaux contiennent de l'arsenic.

SYLVANÈS (Aveyron). Eaux ferrugineuses; température, 33° à 38°. On les prend en boisson et en bains. Elles sont efficaces dans la dyspepsie et la chlorose.

TESSIÈRE-LES-BOULIES (Cantal). Eaux bicarbonatées mixtes, à température froide.

TENIET-EL-HAD (province d'Alger). Eaux gazeuses, à température froide, un peu ferrugineuses et très-digestives. Elles sont utilisées comme eaux de table.

TERCIS (Landes). Eaux chlorurées sodiques; température, 41°. On y trouve du carbonate de magnésie, de chaux, du chlorure de sodium, etc.

TOEPLITZ (Bohême). Eaux bicarbonatées sodiques, d'une température de 60° à 65°. On leur attribue une grande activité thérapeutique, dans la goutte, les rhumatismes, les engorgements articulaires, les anciennes blessures.

URIAGE (Isère). Eaux chlorurées sodiques d'une température de 22° à 26°. Il y a aussi des sources ferrugineuses arsénicales, sur lesquelles M. Gerdy a publié un travail très-remarquable. On y traite les dermatoses, la métrite, la chlorose, les fièvres intermittentes, la syphilis, etc., etc.

USSAT (Ariége). Eaux sulfatées calcaires. C'est un établissement thermal très-intéressant, au double point de vue de l'installation et de l'application thérapeutique. Les baignoires sont chacune en communication directe avec une prise d'eau minérale de température différente. On y traite spécialement la métrite.

VALS (Ardèche). Eaux bicarbonatées sodiques, à température froide. Elles sont en outre très-ferrugineuses, et contiennent beaucoup d'acide carbonique libre. On y traite la dyspepsie, les calculs biliaires, les tumeurs utérines, les fièvres intermittentes.

VERNET (LE) (Pyrénées-Orientales). Eaux sulfurées sodiques, très-employées en inhalations. Nous parlons plus haut de cet établissement thermal, qui prend de jour en jour une plus grande extension.

VERSAILLES (Seine-et-Oise). Eaux ferrugineuses, à température froide, peu actives. L'eau de *Trianon* est la plus renommée.

VEYRASSE (Hérault), à 16 kilomètres de Lodève. Eaux carbonatées mixtes, à température froide.

VIC-LE-COMTE (Puy-de-Dôme). Eaux bicarbonatées sodiques. Le sodium y prédomine. On y traite la dyspepsie.

VICHY (Allier). Nous parlons plus haut de cet établissement thermal, un des plus importants et des plus fréquentés de l'Europe, ainsi que des maladies qu'on y traite.

VITERBE (États Romains). Eaux sulfurées calciques. Il y a plusieurs sources, les unes sulfureuses, les autres ferrugineuses. On les emploie principalement dans les névroses, les rhumatismes, les maladies de la peau, dans la syphilis.

VITTEL (Vosges). Eaux sulfatées mixtes. Elles ressemblent beaucoup à celles de Contréxeville. Elles sont moins sulfatées et plus gazeuses. On les emploie très-utilement dans les maladies de l'appareil digestif.

WEISSEMBOURG (Suisse, canton de Berne). Eaux sulfatées magnésiques et en même temps chlorurées. On ne les prend qu'en boisson. Elles sont purgatives. En Suisse, on les recherche beaucoup pour le traitement des maladies du poumon.

WIESBADEN (Nassau), à 9 kilomètres de Mayence. Eaux chlorurées sodiques. Elles sont légèrement purgatives. Les bains sont principalement employés dans cette station thermale, dont le climat passe pour un des plus tempérés de toute l'Allemagne. On y traite la syphilis, la goutte, les rhumatismes, la dyspepsie, la paraplégie, les fièvres intermittentes, etc.

WILDBAD (Wurtemberg). Eaux chlorurées sodiques; température, 38°. Elles sont limpides, très-onctueuses. On y pren des bains en commun, dans de vastes piscines. Ces bains sont très-efficaces pour les affections nerveuses : prises en boisson, les eaux de Wildbad ont une action diurétique.

WILDEGG (Suisse, dans le canton d'Argovie). Eaux chlorurées, sodiques; elles sont classées parmi les sources iodurées et brômées les plus remarquables, et employées dans les dermatoses et les scrofules.

Cette courte monographie des principaux établissements thermaux de France et de l'étranger contient les documents indispensables pour les valétudinaires qui vont chercher la santé dans telles ou telles stations, de même que pour les baigneurs qui se déplacent par plaisir ou poussés par l'amour des voyages.

La France tient, sans contredit, le premier rang parmi toutes les régions thermales, par le nombre, par la variété autant que par l'efficacité thérapeutique de ses sources; elle a de plus les bains de mer les plus avantageusement situés et les plus fréquentés, tant sur l'Océan que sur la Méditerranée.

Or, les puissantes propriétés toniques des bains de mer sont reconnues aujourd'hui par tous les médecins comme les auxiliaires des sources minérales. Courons donc vers la mer et guidons les baigneurs vers ses plages salutaires.

CINQUIÈME PARTIE

LES BAINS DE MER

I

Les bains de mer chez les anciens. —Pourquoi les stations maritimes n'ont joui d'aucune vogue pendant des siècles. —Madame
de Sévigné et la mer. —Les frayeurs de madame de Ludre.
—Les bains de mer et la Restauration. —Saison des bains de
mer. —Action et effets de la mer, etc.

Dans notre étude médicale sur les voyages par mer,
nous avons démontré que les anciens ne connurent pas
les avantages des stations maritimes : l'Océan leur faisait peur, et la riante Méditerranée ne les rassurait
que médiocrement.

Pendant de longs siècles, nos belles plages demeu-
rèrent désertes, et une personne qui aurait eu la
fantaisie d'y séjourner pendant les mois de l'été aurait
conquis immédiatement les plus beaux titres à la folie,
ou du moins à l'extravagance.

Du temps de Louis XIV, les eaux de Vichy, de Néris,

de Bourbonne, de Plombières, appréciées sous les Romains, attiraient déjà un grand nombre de baigneurs; mais la mer ne recevait d'autres visites que celles des matelots.

Les lettres de madame de Sévigné constatent qu'à cette époque, le beau monde dédaignait les bains de mer et leur avait même voué une sorte de répugnance. La belle madame de Ludre, ayant pris accidentellement un bain dans l'Océan, disait à madame de Grignan:

« *Ah! Zézu! ma sère de Grignan, la drôle de soze que d'être zetée toute nue dans la mer!* [1] »

Cette belle dame, célèbre parmi les précieuses de l'hôtel de Rambouillet, se révoltait à l'idée d'être *zetée nue dans la mer...* Certes, ce n'était pas par pudeur; car, du temps du grand roi, les grandes dames ne se montraient ni scrupuleuses, ni réservées, sous le rapport de la nudité, mais par peur. Personne ne se doutait alors des effets miraculeux de la mer, comme agent thérapeutique. Les médecins que Molière a si souvent ridiculisés ignoraient complétement les vertus de l'eau salée, et M. Fleurant eût traité d'insensé quiconque eût osé vanter le séjour des bords de l'Océan.

Sous Louis XV, les stations thermales prirent de

---

1. Lettres de madame de Sévigné.

l'extension, et la belle madame de Châteauroux montra aux élégants de Versailles le chemin de Plombières. Vichy était déjà illustré par madame de Sévigné, et madame de Maintenon avait conduit le duc du Maine aux bains de Baréges.

Mais on continua de méconnaître les richesses thérapeutiques de la mer. Il nous faut arriver au milieu de la Restauration, à 1822 et 1823, pour assister au commencement de la révolution médicale, qui s'est accomplie depuis dans de si larges proportions. La duchesse de Berry passa plusieurs saisons à Dieppe, et mit cet établissement en vogue; toutes les grandes dames de la cour prirent le chemin de l'Océan; aller à Dieppe était alors du meilleur ton; on disait : je vais à la mer, comme on dit aujourd'hui : je vais à Biarritz.

Une fois l'élan donné, les bains de mer ont prospéré sur tout notre littoral, et, aujourd'hui, il n'y a pas si petit port qui ne vante les merveilles de ses grèves et ne se mette en frais de casinos, d'hôtelleries pour attirer les baigneurs. D'un excès, on est tombé dans un autre : autrefois, on fuyait la mer, aujourd'hui on la recherche trop. En France, on abuse de tout, et principalement des plaisirs, à tel point que la mer est considérée par le plus grand nombre comme une panacée miraculeuse.

On se fait, à ce sujet, les illusions les plus étranges ; on croit que l'eau de la mer est inoffensive ; c'est une erreur très-grave ; il ne faut la considérer que comme un stimulant énergique, dont on doit user avec une extrême réserve, si l'on ne veut s'exposer à de très-grands inconvénients.

Quand commence la saison des bains de mer ?

En France, à la fin de juin ; elle dure habituellement jusqu'à la fin de septembre. En Angleterre, elle ne commence qu'à la fin d'août, et se prolonge jusqu'aux premiers jours de novembre. Les Anglais ont tort ; car, en automne, la longueur des nuits refroidit la mer au point de la rendre peu supportable.

Combien de temps doit durer un bain de mer ?

Un quart d'heure tout au plus, pour les personnes qui jouissent de la plénitude de leurs forces et de leur santé. Les Anglais, ces grands baigneurs par excellence, et qui poussent si souvent les choses à l'extrême, ne vont jamais jusque-là.

Quant aux enfants, ils doivent à peine entrer dans l'onde salée, parce que, chez eux, la force de la réaction calorique est bien moindre que chez les personnes parvenues à l'âge viril. En méconnaissant ces notions, pourtant si simples, on s'exposerait à de nombreux accidents plus ou moins graves, accidents qui feraient perdre tous les avantages qu'on aurait déjà retirés des bains de mer.

Les praticiens ont constaté que l'action de l'eau salée est de deux natures : médiate et immédiate, insensible et instantanée.

L'action médiate et immédiate fortifie les organes vitaux, active la circulation, affermit les nerfs, durcit les muscles.

L'action insensible et instantanée, se manifeste par une forte chaleur à la peau, souvent même par des éruptions cutanées. Ces résultats ne se produisent pas sans affecter les baigneurs fort désagréablement, quelquefois même douloureusement. Il faut se roidir contre ces impressions ; à peine sera-t-on sorti de l'eau qu'on se sentira, pour ainsi dire, régénéré, et les forces se trouveront décuplées.

Les bains de mer sont-ils propices à tous le monde?

Non, il y a quelques exceptions.

« Il y a des circonstances, dit le docteur Lecomte, des conditions physiologiques de maladies qui contre-indiquent formellement l'emploi des bains froids, quelle qu'en soit la nature.

« D'abord, chez les enfants au-dessous de deux ou trois ans, on doit s'abstenir de bains froids. J'ajouterai même que, chez quelques enfants plus âgés, l'émotion produite par la vue de la mer est si profonde, si intense, que la prudence exige qu'on y renonce, si l'on ne veut s'exposer à provoquer des convulsions.

« Pour les personnes plus âgées qui n'auraient pas conservé depuis de longues années l'usage des bains froids, la facilité de refroidissement, le défaut de réaction, entraînent les mêmes préceptes. L'état de grossesse est signalé par tous les auteurs les plus accrédités comme une contre-indication très-positive des bains de mer. La pléthore sanguine, ordinaire à toutes les femmes enceintes, dispose trop évidemment aux congestions actives pour qu'il soit prudent de violer cette règle[1].

Mais c'est surtout à cette période de la vie que l'on est convenu d'appeler l'âge critique, qu'il faut se montrer prudent, circonspect, dans l'emploi des bains de mer; ce n'est pas chez les femmes seulement qu'il se passe des phénomènes qui doivent modifier l'organisme. Il s'opère chez les hommes, vers l'âge de quarante à quarante-cinq ans, une révolution physiologique qui détermine une prédominance du système veineux sur le système artériel et produit chez eux une perturbation assez profonde pour que la mortalité

[1] *Hygiène des bains de mer, de leurs avantages et des dangers de leur abus.*

à cet âge soit plus considérable encore que chez la femme. Ils doivent donc aussi s'abstenir des bains de mer.

Buchan signale un état particulier de l'économie, caractérisé par une irritabilité générale, des digestions difficiles, des borborygmes, l'état bilieux, comme contre-indication des bains de mer, à moins qu'on ne les fasse précéder d'une application de ventouses ou d'un purgatif.

Les bains de mer doivent être absolument proscrits dans toutes les maladies précédées ou accompagnées de fièvre, compliquées d'inflammation locale.

Même prescription pour l'anévrisme avec hypertrophie du cœur; on assure que l'illustre Dupuytren, atteint d'une affection du cœur, hâta sa mort par l'usage des bains de mer qu'il prenait au Tréport.

L'expérience démontre que les personnes faibles, délicates et torpides, supportent beaucoup mieux les bains de mer que les bains de rivière.

C'est aux bains de mer que les jeunes gens qui ont beaucoup trop vécu doivent chercher le remède qu'il leur faut.

Les bains de mer ramènent plus sûrement les forces de la digestion et la régularité des fonctions intestinales que les meilleurs purgatifs et digestifs connus.

Ainsi que nous l'avons dit dans la partie de ce livre consacrée aux voyages maritimes, l'air de la mer diffère essentiellement de celui de l'intérieur des terres.

Le célèbre médecin anglais Gilchrist, dont nous avons déjà invoqué le savant témoignage, a écrit les lignes suivantes sur l'air de la mer :

« Cet air est vraiment pectoral, ce fluide renferme tous les éléments propres à l'amélioration de la consomption ; si, dans l'inspiration, il s'applique directement aux poumons, la chaleur douce, la nature balsamique et l'humidité saline de l'air de la mer en font un remède propre à remplir toutes les indications de cette nature. »

Plusieurs médecins ont observé que les ouvriers qui travaillent aux salines ne sont point exposés à la phthisie.

De plus, les sels contenus dans l'eau de mer impriment à la peau une irritation qui accélère et augmente considérablement la réaction, celle-ci est même si rapide chez les personnes robustes, qu'elle succède presque immédiatement à la première impression du froid. Le choc des vagues et le mouvement de l'eau la favorisent aussi.

Le docteur Hartwig, dans une *Notice médicale sur les bains d'Ostende,* dit que c'est une question encore indécise de savoir si la peau recouverte de l'épiderme peut absorber de l'eau. Dans tous les cas, il nous paraît probable que, s'il y a réellement absorption, elle doit varier avec l'état plus ou moins altéré du corps. Nous ne nous arrêterons pas à rechercher si des particules salines pénètrent dans l'organisme pendant la durée du bain. Leur quantité ne saurait d'ailleurs être bien grande et avoir beaucoup d'influence.

Voici maintenant le résumé des effets hygiéniques et thérapeutiques des bains de mer, au point de vue de tous les tempéraments. Nous les réduisons en termes généraux.

1º Ces effets sont excitants, stimulants, toniques, dans les affections ou maladies dont l'atonie et l'inertie de l'organisme sont les traits principaux, dans les névroses accompagnées d'affaiblissement ou amenées par lui, dans presque tous les cas de paralysie.

2º Ils sont résolutifs, fondants, dissolvants, dépuratifs dans les maladies scrofuleuses, dans le rachitisme, la chlorose, les dermatoses, les engorgements viscéraux.

3º Ils sont sédatifs, calmants, dans les névralgies externes et internes, dans les affections du système nerveux ganglionnaire, les céphalées, les rhumatismes.

« Tous ces effets, dit M. Gaudet, médecin des bains de Dieppe, qui ne peuvent être exprimés qu'en vieux

langage, ne se distribuent point dans cet ordre simple;
ils agissent, le plus souvent, en associant leurs caractères dans la même maladie et manifestent encore
d'autres actions particulières, de nature dynamique ou
autre, qui ne se trouvent pas exprimées dans cette
nomenclature. »

L'analyse chimique de l'océan Atlantique a fourni
les éléments suivants sur un litre d'eau :

Chlorure de sodium.	26,646
— de magnésium.	5,833
Sulfate de magnésie.	6,465
— de chaux.	0,150
Carbonate de magnésie et de chaux. . . .	0,230
Proportion de gaz acide carbonique. . . .	0,230
	39,554

Voici, d'un autre côté, les résultats obtenus par
M. Laurent, qui a analysé l'eau de la Méditerranée
puisée sur les côtes de Marseille.

Chlorure de sodium.	27,220
— de magnésium.	6,140
Sulfate de magnésie.	7,020
A reporter.	40,380

Report.	40,380
Sulfate de chaux.	0,150
Carbonate de chaux et de magnésie. . . .	0,200
Acide carbonique.	0,200
Iode, quelques traces.	
	40,930

Ainsi, sur 100 parties :

La Méditerranée contient en sels.	4,1 c.
L'Atlantique.	3,8 c.
La Manche.	3,6 c.
La mer du Nord.	3,3 c.
La Baltique.	2,2 c.

Quant à la vie des bains de mer, elle n'offre que très-peu de caractères qui la distinguent réellement du régime des eaux thermales. On y trouve, à très-peu de chose près, les mêmes mœurs, les mêmes plaisirs, le même traitement, pour agir simultanément sur le physique et sur le moral.

Seulement, chaque station de bains de mer, tout comme les établissements thermaux, a son type spécial qui lui est propre. Le nombre s'en est tellement multiplié dans ces dernières années, on y fait de si nombreuses, de si importantes améliorations, on y déploie tant de luxe et de magnificence, la thérapeutique y est confiée à des médecins si distingués, si prévenants pour les valétudinaires, que l'étude de ces localités maritimes, si joyeuses, si animées pendant la belle saison, est non-seulement très-intéressante, mais présente encore une grande utilité pratique.

En route donc; l'Océan est si près de Paris, et, grâce aux chemins de fer, la Méditerranée n'en est guère plus éloignée.

Au nom du droit d'aînesse, Dieppe nous invite à le visiter le premier. Partons pour Dieppe.

II

Port et plage de Dieppe. — La ville au moyen âge. — Le commerce d'ivoire. — L'armateur Ango. — Origine de ses bains. — La duchesse de Berry. — Environs de Dieppe. — Mœurs des habitants et des baigneurs. — L'établissement des bains. — Le salon. — Les personnes qui vont à Dieppe, etc.

Avantageusement située au fond d'un petit golfe, sur la Manche, la ville de Dieppe était, au moyen âge, un des principaux centres du commerce maritime de la France; ses hardis navigateurs possédaient des comptoirs sur toute la côte de l'Afrique occidentale, où ils monopolisèrent l'ivoire.

Au XVIe siècle, l'armateur Ango acquit une fortune royale par ses heureuses spéculations, et fut l'ami de François Ier, qui le ruina par des emprunts un peu forcés.

22.

Dans le village de Vangerville-sur-Mer, à 15 kilomètres de Dieppe, se trouve une espèce de vieux château, connu sous le nom de maison d'Ango ; cet édifice n'offre à l'extérieur aucun caractère : la façade, très-ornée et faisant face à la cour, est d'un très-joli goût renaissance, et ornée à la hauteur du premier étage de médaillons représentant Ango et quelques contemporains, plus ou moins illustres. Malheureusement, plusieurs de ces médaillons ont été mutilés. En somme, ces constructions remarquables offrent un curieux spécimen d'une métairie seigneuriale vers la fin de la première moitié du XVIe siècle.

Et voilà pourtant tout ce qui reste d'Ango, le puissant, le riche armateur qui posséda plus de cinquante vaisseaux, fit tout seul la guerre au roi de Portugal, et daigna lui accorder magnifiquement la paix.

Vanité des célébrités humaines ! Demandez à un marin de Dieppe ou à un paysan des environs, s'il sait quelque chose sur le fameux Ango, il vous répondra invariablement : — « Nous n'avons jamais entendu parler de ce monsieur. »

Déchue de son ancienne puissance, de la splendeur et de la richesse maritimes, la ville de Dieppe, en attendant la renaissance de son commerce, vit, ou à peu près, du revenu annuel de ses bains. Tous les ans, aux premiers jours du mois de mai, cette ville se réveille avec les fleurs : tout s'anime, se met en mouvement, s'agite; chaque habitant se fait maître d'hôtel, aubergiste...

En effet, depuis plusieurs années, les hôtels, quoique plus nombreux à Dieppe que dans les autres stations maritimes, ne suffisent plus pour loger les baigneurs de France et les cargaisons d'Anglais et d'Anglaises qui arrivent une fois par jour de Brighton. Les Dieppois trouvent à louer, à chers deniers, le quart, le tiers, la moitié de leurs maisons, si, toutefois, ils ne les louent pas entières, se résignant à une sorte d'émigration pour augmenter leurs revenus. Les plus riches se logent dans leurs greniers, dans des soupentes; de bons et beaux loyers leur servent de compensation, et la saison finie, ils se réinstallent dans leurs logements avec ce flegme narquois qui caractérise la race normande.

Nous avons déjà dit que la vogue des bains de Dieppe ne date que des dernières années de la Restauration, et nous pouvons ajouter qu'avant cette époque, les bains de mer n'existaient pas. Les communications n'étaient pas très-faciles, et on n'aimait pas à se déplacer. Les dames étaient, comme madame de Ludre, l'amie de madame de Sévigné, fort craintives à l'endroit de la mer, et l'idée de prendre un bain dans l'Océan leur eût inspiré une terreur invincible.

Enfin, la duchesse de Berry vint... Cette princesse napolitaine, habituée à vivre sur les bords si pittoresques, si joyeux de la Méditerranée, demanda s'il n'y avait pas sur le littoral français, de Dunkerque à Bayonne, de Cannes à Port-Vendres, une plage où il fût possible de passer agréablement une partie de l'été.

On lui indiqua Dieppe : la duchesse trouva la petite ville charmante, et elle y fit de fréquents séjours; les dames du faubourg Saint-Germain l'y accompagnèrent, celles de la Chaussée-d'Antin prirent bientôt le même chemin, et, en moins de deux ans, le blason, la finance, la bourgeoisie, se donnèrent rendez-vous aux bains de Dieppe.

Depuis l'établissement des chemins de fer, il s'est créé d'autres stations, et il n'y a pas aujourd'hui un point du littoral français qui ne soit fréquenté par des caravanes plus ou moins nombreuses de baigneurs. Mais Dieppe a conservé, du moins jusqu'à ce moment, sa prééminence, et elle tient fort bien le rang qui lui est assigné comme à l'aînée de nos villes de bains.

Aujourd'hui, cette ville très-élégante, très-bien bâtie, ressemble à un des plus agréables faubourgs de Paris : son port est vaste, mais peu animé; on y voit quelques navires de petit tonnage qui vous font rêver tristement à la flotte d'Ango et à la gloire maritime des anciens Dieppois. De tout cela, il ne leur est resté que la spécialité de la pêche. Attaquée à plusieurs reprises par les Anglais qui la bombardèrent en 1694, Dieppe fut reconstruite par ordre de Louis XIV.

On ne s'est pas mis en frais pour embellir la plage qui a conservé sa simplicité primitive. Quant à l'établissement des bains, il occupe une vaste étendue de terrain, sous la protection des hautes falaises, au contre-fort desquelles s'élève le château. Cet établissement se compose de trois pavillons reliés par deux galeries ouvertes à jour. Il présente ainsi à la mer une façade très-développée. Dans les pavillons des deux côtés, on trouve un billard et un salon de lecture ; celui du milieu est une salle de concerts.

La plupart des auteurs qui ont écrit sur nos divers établissements maritimes s'accordent à dire que la vie laisse beaucoup à désirer à Dieppe, sous le rapport du côté matériel. Mais depuis quelques années, la cuisine, le confortable, se sont considérablement améliorés, et on mange à Dieppe tout aussi bien qu'à Paris. On paye cher, très-cher..... On doit s'y attendre, car on ne va pas aux bains de mer pour faire des économies.

Du temps de la Restauration, on jouait beaucoup au salon de Dieppe ; la duchesse de Berry était joueuse, et elle aimait les personnes qui partageaient cette passion d'Italienne. On joue beaucoup aujourd'hui, sans toutefois commettre les folies ruineuses de Bade et de Hombourg.

A Dieppe, les jours où il n'y a ni bal ni concert, on se réfugie au théâtre où l'on entend les célébrités de Paris ; car la saison des bains de mer est aussi l'époque des congés que prennent les acteurs et actrices de grand renom. On y passe d'ailleurs la vie fort gaiement ; on fait de petits voyages en mer et des excursions dans les environs, riches en souvenirs historiques autant qu'en sites pittoresques.

Le *Pollet*, ce célèbre faubourg de Dieppe, a perdu son caractère primitif et les Polletais eux-mêmes n'ont plus le type qui leur était particulier. Vous y chercheriez vainement un de ces costumes bariolés qui ont si longtemps figuré derrière les vitrines de nos marchands d'estampes : les amples jaquettes de toile, les longues bottes et les vestes rouges des anciens marins. Les femmes seules ont conservé le costume traditionnel ; il n'est pas rare de rencontrer une jupe écarlate qui couvre à peine la moitié d'une jambe fortement musclée et le bonnet si pittoresque des vieilles Normandes.

Encore quelque temps, et la crinoline trônera dans le *Pollet*.

Si on veut sortir de Dieppe, en suivant une route unie et très-ombragée, on pourra aller à Arques visiter le champ de bataille où Henri IV battit le duc de Mayenne. Le château ne présente plus que des ruines fort romantiques, ombragées de touffes de lierre. C'est poétique et triste à la fois, comme un grand souvenir.

Sous le rapport médical, Dieppe est une des stations de l'Océan les plus favorables à la santé des baigneurs. Elle a son monde à part. L'ancienne aristocratie s'y donne encore rendez-vous comme au temps de la duchesse de Berry.

III

TROUVILLE

Les émigrées de Dieppe. —Comment on découvrit Trouville.—
Origine de la vogue de ces bains.—Les artistes en campagne.
—Trouville rival de Dieppe.—Avantages de cette station.—
Sa grève comparée à un tapis d'hermine. —Le salon de Trou-
ville.—Types de guides.—Baigneurs.—La vie à Trouville.
—Les châlets.—Campagne et hôtelleries.

Trouville-sur-Mer, disent les géographes, est un
petit village du département du Calvados, arrondissement et à 12 kilomètres de Pont-l'Évêque, situé à
l'embouchure de la Touque, dans la Manche, avec un
petit port et une population de 3,640 habitants. Bains
de mer très-fréquentés.

Ces savants géographes ne disent pas comment cette
localité, si longtemps ignorée du monde parisien, a ac-

quis en peu d'années une vogue européenne. Il n'y a pas d'effets sans cause, ni de grande renommée imméritée dans le sens absolu du mot. Donc Trouville est digne, jusqu'à un certain point, de la faveur dont le gratifie le monde cosmopolite des baigneurs.

Voici ce que disent, à ce sujet, les chroniqueurs touristes de l'Océan.

Il y a une dizaine d'années, deux jeunes et belles dames se baignaient à Dieppe; l'affluence était grande, et nos deux jolies baigneuses se montraient presque effarouchées.

—Il y a trop de monde ici, dit l'une.... si nous cherchions un endroit solitaire, écarté...

—Je me suis blessée au pied sur les galets, dit l'autre. Allons à la découverte d'un lieu plus propice à nos exercices maritimes....

Et nos deux baigneuses partirent et firent la découverte de Trouville.

Autre version :

Un jeune magistrat possédait, à l'embouchure de la Touque, de vastes terrains qui valaient à peine cinquante centimes le mètre. Sa femme, une des plus brillantes étoiles du monde parisien, fut chargée de faire de la propagande en faveur de Trouville, et elle réussit si bien, qu'en moins de deux ans, son mari vendit très-avantageusement ses terrains stériles et sablonneux.

Quoi qu'il en soit, hasard ou spéculation, le bourg, d'inconnu qu'il était, devint célèbre, et Dieppe eut à redouter, pour la première fois, une concurrence des plus sérieuses.

Trouville fut transformé en un Éden délicieux par les dames chargées de vanter cette nouvelle station maritime. Les artistes se mirent de la partie, et les bains se trouvèrent fondés comme par enchantement.

Dans ces dernières années, il y a eu transformation complète : on a construit, sur ces landes si longtemps désertes, des villas, des pavillons de plaisance, et Trouville est devenu une petite cité, bien propre, très-coquette, quoiqu'elle affecte une sorte de simplicité, probablement pour que le contraste avec Dieppe soit plus frappant.

Hâtons-nous de dire que le port de Trouville, fort imperceptible, est admirablement disposé pour s'y baigner ; sa grève est douce comme un tendre gazon ; on n'y retrouve pas les galets de Dieppe ; il n'y a qu'un sable fin, sur lequel les pieds les plus délicats peuvent se poser comme sur un moelleux tapis. Les falaises ne sont point abruptes ; elles s'étalent au contraire, en divers plateaux couronnés de très-beaux arbres. Au nord-est, on aperçoit le promontoire qui termine le

Havre, dont on est séparé seulement par l'embouchure de la Seine.

Ce tableau, bien que très-raccourci, prouve que si le hasard fit, en effet, découvrir Trouville, le hasard n'a jamais mieux servi les goûts et les fantaisies des baigneurs. De plus, la partie de la Normandie à laquelle appartient Trouville est une des plus favorisées de cette riche province, sous le rapport du paysage et de la température, et les environs méritent d'être explorés par les personnes qui aiment les grands arbres, les vigoureuses plantations pleines d'ombre et de séve.

Quant au bourg, il n'offre que des agglomérations de maisonnettes jetées presque au hasard et trop rapprochées les unes des autres. Sur le quai de la *Touque,* les apparences sont plus séduisantes, et on y compte plusieurs habitations qui ne dépareraient pas les environs de Paris. Les habitants, aubergistes ou pêcheurs, ne se distinguent ni par le costume, ni par la physionomie; il n'y a pas, à proprement parler, de types qu'on puisse signaler, comme à Dieppe et autres bains de mer.

Quant à l'établissement des bains, il consiste en quelques douzaines de petites tentes en coutil rayé. Les guides-baigneurs sont reconnaissables à leurs vareuses; les fonctions qu'ils remplissent sont parfois rudes et pénibles. Ainsi, on en voit plusieurs qui transportent, à bras, dans la mer, et à une grande distance, les personnes perclues, et surtout les dames. Arrivés à l'endroit où le flot est profond, ils précipitent leur fardeau, la tête la première, et cette immersion produit très-souvent des tableaux pittoresques.

A Trouville, les deux sexes ne sont séparés par aucune limite, on s'y baigne pêle-mêle... Hâtons-nous de dire que, pour sauver les apparences, les célibataires sont tenus à distance respectueuse... et pourtant, une femme en costume de bain, surtout quand elle sort presque grelottante de l'humide élément, n'a pas un aspect bien tentateur.

Il y a un salon parfaitement tenu, mais fort petit; c'est une maisonnettte dont la mer vient baigner périodiquement les murs. Il s'y trouve une salle de bal où l'on danse deux fois par semaine, et, parmi les patronnesses, figurent des noms de duchesses, de marquises, de baronnes. La noblesse, les notabilités parlementaires, les célébrités littéraires et artistiques, les banquiers, les agents de change, les courtiers de la Bourse ont leur maison de campagne à Trouville, M. de Rothschild est demeuré fidèle à Dieppe. Le roi de la finance a conservé le culte des souvenirs.

La vie à Trouville ne ressemble en rien à celle des

autres bains de mer. On s'y fréquente peu, ou plutôt on se fuit, sans doute pour mettre en pratique des idées préconçues de sauvagerie, absolument comme si l'île de Robinson se trouvait dans l'arrondissement de Pont-l'Évêque.

Il y a quelques mois, une jeune duchesse du faubourg Saint-Germain disait à une de ses amies.

—Venez donc à Trouville ; on y vit comme dans la Polynésie, chacun chez soi et pour soi ; les catégories sociales s'y trouvent parfaitement distinctes. Nous avons là-bas le faubourg Saint-Germain, le faubourg Saint-Honoré et même la Chaussée-d'Antin ; chacun se parque dans sa zone, et n'en sort pas. C'est charmant pour deux ou trois mois. Figurez-vous que M. le duc va marchander tous les matins son poisson sur le port.

—En vérité !

—Tout comme je vous le dis.

—Et les dames que font-elles ?

—Trois ou quatre toilettes par jour, mais à huis clos.

La vie matérielle n'est ni somptueuse, ni délicate à Trouville ; le luxe culinaire n'a pas fait encore son entrée triomphale. D'ailleurs, le mauvais côté de la chose, c'est que les vivres et les logements y sont d'une cherté extrême. Il y a des prix fabuleux pour un dîner médiocre. On loue à beaux deniers les matelas, les draps de lit, jusqu'aux serviettes.

Fort heureusement, Trouville est principalement fréquenté par des personnes assez riches pour ne pas se ruiner en quelques mois. Les hôteliers normands, qui se sont fait un grand renom par leur rapacité, déploient à Trouville toutes les ruses de leur métier. Ils trouvent parfois des concurrents redoutables. Les baigneurs habituels vous parleront tous d'un avocat de Rouen, qui se fait tous les étés pêcheur de harengs, et vend lui-même le produit de sa pêche. Il répondit un jour, à un de ses confrères qui le sermonnait à ce sujet :

—Il n'y a pas de sot métier, mais il y a de sottes gens. Tous les ans, je viens à Trouville, je me fais pêcheur, cela est vrai, et je vends mon poisson. Alphonse Karr s'est bien fait jardinier, et il vend bien ses fleurs; blâmez, critiquez tant que vous voudrez, je gagne beaucoup plus d'argent à pêcher qu'à plaider; le meilleur des métiers est, à mon avis, celui qui nourrit le mieux son homme.

Les dames passent presque toutes leurs journées à se promener à la voile sur la *Touque,* ou à croiser tout près de la côte. Le commandant de l'équipage porte crinoline, et se fait confectionner des cigarettes par les

matelots. On assure qu'aucune des embarcations com-
mandées par les dames n'a encore sombré.

Le paysage des environs de Trouville est splendide,
et il y a des sites admirables. Le vallon de Henneque-
ville présente des points de vue luxuriants de verdure
qui semblent emprunter un nouvel éclat au voisinage
de la mer.

Tous ces avantages réunis justifient pleinement la
préférence que l'aristocratie des baigneurs accorde à
Trouville, devenu un de nos séjours d'été les plus
fréquentés par l'émigration parisienne.

Si les hôteliers deviennent plus traitables, si on fonde
des établissements confortables, si les catégories sociales
ont le bon esprit de s'unir, au lieu de se bouder à distance, les rives de la Touque verront bientôt leur population estivale augmenter dans des proportions qui
compléteront la prospérité de cette station maritime.

C'est le vœu sincère que nous formons pour Trouville.

IV

Si nous écrivions un traité d'archéologie normande,
nous pourrions dire que le Tréport, bien qu'il ne soit
qu'un petit bourg, a des prétentions à une origine très-
ancienne; quelques personnes ont cru y retrouver
l'*ulterior portus* dont il est fait mention dans les *Com-
mentaires* de César. De temps immémorial, il porte le
nom de ville; il fut incendié quatre fois pendant le
moyen âge par les pirates anglo-normands; le dernier
incendie date de François Ier, ainsi que l'atteste le qua-
train suivant :

> Par un ribaud, et faute de support,
> L'an mil cinq cent quarante-cinq compris ;
> Le second jour de septembre, fut pris,
> Et mis à feu des Anglais le Tréport.

De nos jours, ce petit bourg se trouve adossé à une haute falaise qui tranche à pic le lit d'une petite rivière dont l'embouchure forme le port : le paysage est très-pittoresque, avec des constructions bizarres, agglomérées au hasard. Quant à la plage, elle est peu praticable, à cause de l'envahissement des cailloux de la mer ; le rivage est tellement hérissé, que les baigneurs ne sauraient y faire un pas sans se munir préalablement de grosses chaussures.

La famille d'Orléans, pendant son séjour au château d'Eu, donna un certain renom aux bains du Tréport, qui furent placés sous la protection du comte de Paris. Ce jeune prince y allait tous les ans, accompagné de ses précepteurs et gouverneurs. Louis-Philippe fit construire sur le rivage, pour son petit-fils, une espèce de Trianon maritime, bâtiment exhaussé de quelques marches au-dessus du sol et formé d'un seul rez-de-chaussée.

Depuis 1848, l'établissement du *Tréport* n'existe guère que de nom ; il n'a jamais même existé à proprement parler ; en effet, au temps de sa splendeur, son matériel ne se composait que d'une vingtaine de tentes en fort mauvais état.

L'église, bâtie sur une hauteur inaccessible de tous côtés, est un édifice fort bizarre.

Comme résidence, le Tréport n'a jamais offert et n'offre encore que des ressources tout à fait médiocres. Mais le voisinage du château, avec sa magnifique forêt, est une agréable compensation pour les baigneurs qui ne sauraient trouver sur ce point du littoral la vie mondaine des eaux. Cette ancienne résidence royale, frappée de main-mise par les décrets du 13 janvier 1852, a vu son mobilier et sa riche collection de tableaux dispersés ; c'est une perte irréparable pour le Tréport.

Le Havre, considéré comme station maritime, réunit tous les avantages et tous les inconvénients de la grande ville. La plage est trop caillouteuse et trop peu hospitalière pour attirer le monde des baigneurs. L'administration locale n'a d'ailleurs rien fait pour fonder un établissement de bains.

Au nord du Havre, *Saint-Adresse* et *Étretat* commencent à être connus.

Saint-Adresse doit la plus grande partie de sa renommée au long séjour qu'y a fait Alphonse Karr, dont le nom est populaire dans cette contrée. A l'extrémité de la jetée du Havre, un matelot gagne beaucoup d'argent à montrer avec une longue-vue Saint-Adresse et la maison qu'y possédait le célèbre romancier, aujourd'hui pépiniériste-fleuriste à Nice.

Étretat est une petite station spécialement dévolue aux écrivains et aux artistes. On y prend des bains de mer, et pour peu que la vogue dure, cette localité aura bientôt pris des dévoloppements considérables.

La station de *Fécamp* se trouve à 8 kilomètres du Havre et à 60 de Rouen. L'existence y est douce et facile ; les promenades y sont très-agréables, et l'on peut se loger très-commodément à des prix modérés. Nous ne saurions trop conseiller aux personnes qui tiennent à prendre tout simplement des bains de mer, d'aller à Fécamp. Elles n'y trouveront pas le luxe extravagant des autres stations normandes, mais elles n'auront pas à redouter l'avidité insatiable des hôteliers.

En quittant Trouville, dont nous venons de parler et en côtoyant la *Touque,* on arrive, par des bocages enchantés, à la spacieuse et plantureuse vallée de la *Dive,* ramification de la vallée d'Auge, si célèbre par sa fécondité. Ici, plus de falaises : elles sont remplacées par une ligne de dunes couvertes de la plus belle végétation et d'une fertilité proverbiale en Normandie.

Le petit village de *Dives,* séparé par la petite rivière de ce nom du village de *Cabourg,* est célèbre dans l'histoire ; ce fut dans ce petit port que Guillaume, duc de Normandie, s'embarqua pour l'Angleterre dont il devait faire la conquête.

La grève de cette station maritime pénètre dans l'Océan par une pente invisible, de sorte que les femmes et même les enfants s'y aventurent en toute sécurité ; elle est douce au pied, et on y trouve réunies toutes les variétés de coquillages de l'Océan.

Ce séjour admirable, si longtemps ignoré des baigneurs parisiens, jouit depuis sept ans d'une incroyable prospérité. On a construit un splendide établissement sur les dunes de *Cabourg-Dives*, avec salle de spectacle, casino modèle, gymnase, observatoire, restaurant, café, cabinet de lecture, jardins très-vastes et très-bien entretenus. Cet établissement est unique en Europe, par la bonté de sa grève et la beauté du pays ; aussi les terrains ont-ils augmenté de valeur dans des proportions inouïes. C'est un tort, selon nous, car si l'on se montre trop exigeant, on éloignera les personnes modestes ou économes. Qu'allons-nous dire ? Est-ce que le Parisien songe à économiser, dès qu'il s'agit de ses plaisirs ?

Cette station est déjà une merveille ; encore quelque temps, et on y trouvera réunies toutes les nouveautés, toutes les splendeurs des établissements maritimes.

V

Formé par l'embouchure de la belle rivière la *Liane*, le port de Boulogne est vaste, riant, animé ; il communique avec la mer par deux jetées, dont l'une est la promenade favorite des Anglais qui forment une nombreuse colonie sur ce point du littoral français. C'est celle de l'est. Du haut de cette jetée, on aperçoit en face de soi, si le temps est clair, les côtes d'Angleterre qui apparaissent à l'horizon comme une ligne blanche. A droite se dresse une falaise dont le sommet est couronné par les ruines du *phare de Caligula*.

Les personnes qui visitent Boulogne pour la première fois sont fort étonnées de voir devant l'établissement des bains de nombreuses voitures. Aux questions que nous adressâmes à notre guide, il nous répondit :

—Ces voitures servent de cabinet de toilette aux baigneurs.

—Comment on fait sa toilette en voiture ?

—Oui, pendant le trajet du rivage à la mer, les baigneurs et les baigneuses ont le temps de se préparer à entrer dans les flots. Vous voyez que ces voitures ressemblent aux omnibus et qu'elles sont pourvues d'un marchepied à l'arrière. Arrivés à l'eau, les conducteurs leur font faire un mouvement de conversion complète ; ils tournent le timon du côté du rivage, détellent le cheval et laissent le véhicule au milieu des flots. Le baigneur sort par la portière et se trouve instantanément dans la mer.

—Ce mode de locomotion a du moins le mérite de l'originalité.

—Et celui de la commodité : il a aussi ses inconvénients. Malheur au baigneur qui a oublié le numéro de la voiture qui l'a amené. Lorsqu'il sort de l'eau, il lui est impossible de reconnaître son véhicule, au milieu de la cohue de personnes, les unes essoufflées, les autres grelottantes et toutes mouillées jusqu'aux oreilles.

A cet inconvénient, il y a une compensation toute naturelle. Les grèves boulonnaises sont remarquablement unies et douces, d'une solidité parfaite et exemptes de galets. La jetée protége l'espace réservé aux bains contre les courants violents qui règnent sur cette côte et des chaloupes croisent auprès des endroits dangereux pour secourir les nageurs inexpérimentés ou par trop aventureux.

Construit sous le modèle anglais, l'établissement des bains est un des plus complets qui existe en France; les étages en sont occupés par des logements garnis destinés aux baigneurs.

Le rez-de-chaussée, affecté au salon proprement dit, se compose de deux séries d'appartements, l'une pour les dames, l'autre pour les hommes. Malheur à celui ou à celle qui voudrait faire invasion d'un appartement dans l'autre ! Ils seraient mis au banc de la *gentry*. La salle de bal, très-élégante et soutenue par des colonnes ioniques, est le terrain neutre où dames et hommes peuvent se rencontrer [1].

Avons-nous besoin de dire que Boulogne est envahi toute l'année par les Anglais? Personne n'ignore que cette ville doit le développement de sa prospérité toujours croissante à l'invasion des insulaires du Royaume-Uni. Dès les premiers pas qu'on fait dans cette ville, on

[1]. Tout récemment, l'administration municipale de Boulogne a fait de grandes dépenses pour l'établissement des bains.

se croirait à Londres ou plutôt à Brighton. Dans toutes les rues, dans tous les établissements publics, on ne voit que *ladies*, empanachées et avec des crinolines phénoménales, des *gentlemen* plus ou moins contestables, car *Regent-street* et *Soho-square* y comptent peu de représentants.

Qu'importe aux Boulonnais ! les baronnets douteux, les milords de pacotille payent largement, tout comme la plus haute noblesse, et cela leur suffit ; *l'argent n'a pas d'odeur*, comme disait Vespasien.

La ville de Boulogne appartient de fait à ces émigrants, et, chaque jour, les paquebots de Londres, de Douvres, de Folkstone les apportent par centaines. Ils s'emparent de tous les hôtels, de toutes les maisons particulières dont les propriétaires consentent à émigrer pour s'assurer un triple revenu. Tout est anglais : cuisine, cafés, restaurants, enseignes, prospectus. Les guides eux-mêmes parlent anglais.

C'est entre Wimereux et Boulogne que s'élève au point culminant de la falaise, la colonne érigée à la gloire de l'Empereur par la grande armée et la flottille réunies sous le commandement de l'amiral Bruix et du maréchal Soult.

C'est entre Boulogne et *Calais* que disparaissent

tout à coup les falaises, remplacées par les tristes dunes. Là commence la grande plaine des Pays-Bas qui va abaissant toujours son niveau jusqu'en Hollande, pour se perdre au delà dans la mer du Nord.

« Que l'on m'ouvre le cœur, disait en soupirant Marie Tudor, on y trouvera gravé le nom de Calais. »

Les voyageurs qui passent aujourd'hui par cette ville ne comprennent guère comment cette reine s'exprimait avec tant d'enthousiasme au sujet d'une place qui a dû être de tout temps un triste séjour. Place forte, Calais ne peut prétendre à la réputation d'un lieu de plaisance.

L'autorité locale a fait depuis quelques années de louables efforts pour améliorer l'établissement des bains ; elle n'a pu réussir à attirer le monde des baigneurs sur ses plages sablonneuses. La grève est douce, très-étendue et d'une pente insensible ; mais il faut aller chercher le flot à une très-grande distance.

L'établissement des bains, situé sur la dune elle-même, en avant des bassins de la ville, est largement construit et ne manque pas d'élégance.

Nous n'avons pas à faire ici l'histoire de Calais qui joua un très-grand rôle pendant la longue et triste période des guerres des Anglais contre la France. Ces récits sont connus de tout le monde.

Nous souhaitons de tout notre cœur que les Calai-
siens soient enfin récompensés des efforts et des sacri-
fices qu'ils font pour attirer les étrangers. Dieppe ,
Boulogne, laisseront tomber quelques miettes de leur
table , et leurs festins n'en seront pas moins opulents...

De Calais à Dunkerque, nous avons à rétrograder
jusqu'à Hazebrouck ; mais nous voici dans la ville des
dunes, dans la patrie de Jean Bart.

Dunkerque forme deux villes distinctes : l'une, que
l'on voit toute neuve, symétriquement bâtie ; l'autre
souterraine, presque invisible, dont les toits se trouvent
à la hauteur du pavé. On descend dans ces grottes,
par des trous carrés, percés dans le dallage du trot-
toir, auxquels aboutit une rampe, et que recouvre
pendant la nuit, ou en l'abscence des habitants, une
sorte de trappe ou de plancher. C'est par la même
voie unique, que l'air et la lumière pénètrent dans
ces terriers.

« L'ameublement de ces habitations souterraines
révèle une certaine aisance chez les particuliers qui s'y
blottissent, dit M. Félix Mornand, dans sa *Vie des eaux* ;
on y trouve non-seulement la propreté flamande, mais

encore des prétentions, parfois justifiées, à l'élégance et au confort. »

Sur la grande place, s'élève la statue de Jean Bart, par David (d'Angers), inaugurée en 1844; Dunkerque n'a pas voulu rester en arrière de Dieppe, qui a patriotiquement honoré Duquesne, ni de Saint-Malo, qui a fondu ses vieux canons pour reproduire les traits et la fière attitude de Dugay-Trouin. La statue de Jean Bart est une des œuvres les plus remarquables de David (d'Angers).

Relégué au sommet de l'angle le plus septentrional de la France, Dunkerque a dû beaucoup faire pour accroître la prospérité de son établissement de bains; sa position tout à fait excentrique a été jusqu'à ce jour un obstacle.

L'établissement des bains, situé comme celui de Calais, au haut de la dune, est élégant, commode, suffisamment spacieux; il renferme une longue galerie, une salle de bal, un salon réservé aux dames, une salle de billard, un café-restaurant, dont le service et les tarifs laissent peu à désirer. L'édifice présente la façade principale à la mer, et on y sent l'influence d'une bonne direction.

A Dunkerque, la vie est facile, large, peu dispendieuse. Les prix de l'établissement sont aussi très-modérés, relativement aux autres bains de mer. Les voitures-baignoires sont très-agréables, très-bien pourvues, et ne coûtent presque rien.

Pourquoi donc la patrie de Jean Bart n'attire-t-elle dans la belle saison que de rares visiteurs? Parce qu'il faut aller chercher trop loin la mer, qui semble s'éloigner chaque jour de ces rivages qu'elle aimait tant autrefois.

Ajoutons que, chaque été, les baigneurs ont l'occasion d'assister, à Dunkerque, à une de ces fêtes qui sont, de temps immémorial, la joie et l'honneur des Flandres. Dans ces occasions, ou plutôt ces solennités, les habitants cèdent aux étrangers une partie de leurs logements, même leur lit, et de la meilleure grâce du monde. Agréable en tout temps, Dunkerque est une ville ravissante, lorsqu'il y a des fêtes publiques.

Ici se termine notre pèlerinage médical sur les côtes de l'Océan, où les bains de mer se multiplient à l'infini. Nous n'avons mentionné que les localités les plus fréquentées, car la nomenclature de tous les prétendus bains engloberait toutes les bourgades et jusqu'aux moindres hameaux du littoral.

L'Océan nous offre à l'ouest quelques stations dont

nous devons parler avant de passer à la Méditerranée. Nous laisserons la Bretagne de côté, bien qu'il y ait là des stations très-connues. Nous ne nous arrêterons qu'à La Rochelle.

VI

LA ROCHELLE.—ROYAN.—ARCACHON.—BIARRITZ
CANNES.—NICE

Les bains de mer de *la Rochelle* ne sont guère fréquentés que par les habitants du centre et de l'ouest de la France, et pourtant cette ville est admirablement située pour attirer de nombreux visiteurs; son établissement de bains est très-remarquable, sous le double rapport de toutes les commodités et du luxe; la grève est douce, et on jouit d'une température beaucoup plus élevée que sur le littoral normand. Il est à souhaiter que la facilité des communications par les chemins de fer donne à ces bains la prospérité qu'ils méritent sous tous les rapports. La vie est très-facile et très-bonne à la Rochelle, et les gastronomes les plus exigeants ont lieu de s'en montrer satisfaits.

24

L'établissement de *Royan* est beaucoup plus fréquenté que celui de la Rochelle ; cela tient probablement à la situation de cette petite et jolie ville, sur une côte escarpée, à l'embouchure de la Gironde. Depuis dix ans, Royan s'est complétement transformé, et on y trouve aujourd'hui le luxe et les agréments des plus grands centres de population. La vie y est gaie, facile et relativement peu coûteuse. Nous ne parlerons pas des magnifiques points de vue dont on y jouit, cela dépasse toutes les ressources du style descriptif. Les environs de la ville sont parsemés de jolies villas coquettement cachées sous des massifs de verdure ou perchées sur des monticules d'où elles dominent le fier Océan, dont les flots baignent souvent leurs murailles. Plusieurs artistes parisiens connaissent et fréquentent Royan. Le célèbre historien Michelet y a passé plusieurs saisons.

Le petit village d'*Arcachon*, situé à 25 ou 30 kilomètres de Bordeaux, dans la commune de La Teste, ne présentait, il y a six ans, au voyageur qui s'aventurait à cette extrémité des landes de Gascogne, que quelques habitations de caboteurs. L'Océan gagne du terrain sur ce point de la côte girondine, traînant avec lui des sables qui en avaient fait une sorte de Sahara. Des financiers ont eu l'heureuse idée de faire planter des sapins et autres arbres sur cette plage stérile ; en très-peu de temps, ces arbres ont opposé une barrière aux envahissements de l'Océan, et aujourd'hui Arcachon est un établissement de bains en pleine prospérité.

Les médecins conseillent ce séjour aux personnes menacées de phthisie, et dont la poitrine délicate a besoin d'être réconfortée. L'air qu'on respire à Arcachon, imprégné des molécules des forêts résineuses, est très-propre pour la guérison de cette terrible maladie, quand elle est à la première période.

Les personnes qui se portent bien trouvent à Arcachon des habitations charmantes, un paysage des plus variés, et une société choisie, qui vit presque sans façon et dans une sorte d'intimité profitable pour tout le monde ; on y prend des bains de mer sur une grève dont le sable est uni comme la main, et doux comme le gazon printanier.

De Bordeaux à Arcachon, la route est admirable ; comment en serait-il autrement, puisqu'on traverse le Médoc, le pays des grands vins ?

Créée tout récemment, cette station a la perspective du plus brillant avenir.

Maintenant, traversons les Landes en chemin de fer ;

nous voici à Bayonne, à *Biarritz,* qui est le Marly du second empire. Pourquoi a-t-on choisi ce coteau dénudé où on ne trouve pas un seul abri, et où l'Océan gronde presque sans interruption? Nous pensons que le choix de Napoléon III se rattache à des souvenirs de famille; en effet, en 1807, la reine de Hollande, pendant le séjour qu'elle fit à Bayonne, se rendit à Biarritz et y passa quinze jours. Quoi qu'il en soit, Biarritz est en quelque sorte le centre du gouvernement pendant le mois de septembre.

L'histoire de ce bourg est très-ancienne et très-poétique, et les amateurs de légendes peuvent y faire une abondante moisson. Nous avons autre chose à y chercher.

Il y a vingt ans à peine, on se rendait de Bayonne à Biarritz et à la grotte d'Amour en *cacolets,* qui consistaient en deux siéges plus ou moins élégants en forme de fauteuils, ou plutôt de larges paniers qu'on plaçait sur la selle d'un cheval; dans chaque siége s'asseyait un voyageur, et on équilibrait le poids au moyen de pierres qu'on ajoutait.

Ce mode de locomotion est tombé en désuétude, et Biarritz s'est complétement transformé depuis que l'Empereur y a fait bâtir la *villa Eugénie.*

C'est un bâtiment fort simple, en briques rouges

avec chaînes en pierres blanches, dans le style du vieux château de Versailles. Il se compose d'un rez-de-chaussé et d'un premier étage; la famille impériale y vit très-retirée, et n'admet que de très-rares visiteurs.

Les bains de mer de Biarritz sont depuis longtemps renommés dans tout le Midi; et ce qui leur donne un caractère particulier, c'est la réunion, ou plutôt la fusion des deux nationalités française et espagnole.

Les salons de conversation occupent le premier étage d'un hôtel nouvellement construit sur la place principale; on y trouve les principaux journaux et les publications de toute espèce. On a construit dans les environs quelques jolies habitations, parmi lesquelles nous devons signaler l'ermitage de M. Feillet, peintre distingué, élève de Girodet, qui s'est fixé à Bayonne.

La Méditerranée a aussi plusieurs établissements, mais moins fréquentés que ceux de l'Océan. On se baigne à *Port-Vendres*, à *Collioure*, à *Cette*, etc. Arrivons, sans nous arrêter, à *Cannes*, dont nous avons déjà parlé dans la partie de ce livre consacrée à l'appréciation des climats.

Cannes a aussi des bains de mer, où se réunissent pendant l'été des baigneurs venus des départements voisins. Pendant l'hiver seulement, les étrangers viennent s'y fixer.

Nous n'avons rien à dire de *Nice*, comme établissement de bains de mer ; Nice comme Cannes fait sa récolte pendant l'hiver.

Donc, pour trouver des bains de mer véritablement dignes de ce nom, il faut aller sur les bords de l'Océan. Pourquoi cela? va-t-on nous demander. Nous pourrions répondre, parce que l'Océan est tout près de Paris, et que la Méditerranée se trouve à une grande distance.

BAINS DE MER ÉTRANGERS

OSTENDE. — BRIGHTON

La Belgique et l'Angleterre ont deux grandes stations : *Ostende, Brighton.*

Les bains d'*Ostende* ont une très-grande vogue, qu'ils doivent à une grève de tous points admirable; d'ailleurs, Ostende est à peu près le seul port du petit royaume de Belgique. Sur la plage, à la fois douce et solide, le flot déferle avec force, mais comme il n'existe que très-peu de courants sur cette grève privilégiée, l'exercice si salutaire de la natation ne présente aucun danger; on a même constaté que les secousses des lames n'ont d'autre effet que d'ajouter un puissant auxiliaire à l'action médicale. Le service y est très-bien fait ; le prix du bain, voiture et costume compris, y est d'une modicité extrême. Les hôteliers se rattrapent sur tous les objets nécessaires à la vie, tels que la nourriture et le logement, qui ont beaucoup renchéri depuis une dizaine années.

Le séjour d'Ostende est des plus salubres ; tous les visages y respirent la santé, et on y trouve les couleurs resplendissantes qu'affectionnait tant le grand peintre Rubens. Il y a un casino très-bien tenu et très-fréquenté le soir, par les baigneurs qui s'y mêlent aux habitants de la ville. On y trouve une vaste salle de bal et trois salons très-bien décorés.

A Ostende, la vie est douce et simple plutôt que somptueuse et raffinée, bien appropriée du reste aux besoins et aux désirs des baigneurs d'Allemagne et des Flandres qui tiennent fort peu aux amusements.

Brighton est le Dieppe de l'Angleterre ; cette ville, qui n'a pas de port, à proprement parler, n'a et ne peut même avoir d'importance que par son établissement de bains. Elle s'étage d'une façon très-pittoresque sur les hauteurs qui l'environnent. Ses rues interrompues, coupées çà et là par de beaux squares, sont bien percées, très-larges et bordées d'habitations aristocratiques.

Depuis plus de vingt ans, Brighton est le rendez-vous de la *nobility*, de la *fashion* des trois Royaumes ; l'extrême misère y coudoie la fastueuse opulence.

A Brighton, la saison des bains commence vers les premiers jours d'octobre, c'est-à-dire presque au moment où les établissements de France terminent la la leur. Elle se prolonge quelquefois jusqu'à la fin de décembre. C'est agir contre la nature.... Qu'importe ? les Anglais aiment par-dessus tout l'excentricité, et au point de se baigner dans la mer refroidie par la longueur des nuits et le souffle de l'hiver.

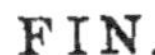

FIN.

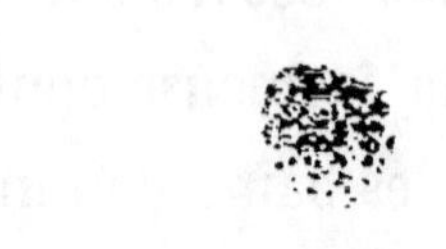

PARIS.—IMPRIMÉ CHEZ BONAVENTURE, DUCESSOIS ET Cᵉ.
55, QUAI DES AUGUSTINS.

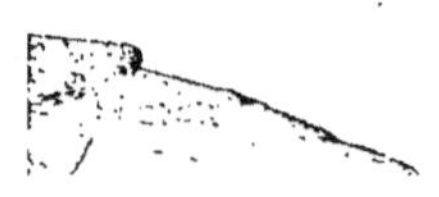

EUR.

... aec maladies des yeux, par le docteur
... ... de la Faculté de Paris, professeur de cli-
... membre des académies de médecine de Madrid, de
... de Poitiers, etc.—Un très-fort volume grand in-8
... texte et planches coloriées. Prix :   15 fr.

... médical ... hygiénique des familles, par H. LEROY-DUPRÉ, docteur en
... médecine de la Faculté de Paris.—Un très-fort vol. in-18, percaline. Prix : 7 fr.

Le livre de tout le monde sur la santé. Notions familières de physiologie et d'hygiène, par le docteur BURGGRAEVE. — Un vol. in-12.
Prix :   3 fr. 50

Amélioration de l'espèce humaine, par le docteur BURGGRAEVE,
précédée d'une lettre de M. FLOURENS.—Un joli volume in-18. Prix : 3 fr. 50

La goutte expliquée aux goutteux. Son traitement hygiénique,
curatif et préservatif, par le docteur PROS, chevalier de la Légion d'honneur.
— In-8. Prix :   2 fr.

Hygiène de la Vue, ouvrage utile à tout le monde, par M. ARTHUR CHE-
VALIER.—Un joli volume in-18, avec figures. Prix :   1 fr. 25

Planisphère zoologique. Carte de la distribution des animaux sur la
surface de la terre, par A. M. PERROT. Dessins et gravures de M. V. ADAM.
—Feuille grand-monde. Prix : noir, 3 fr. colorié, 6 fr.
Honoré de la souscription de S. Exc. le Ministre de l'Agriculture.

Tableau du règne végétal, fait d'après les programmes de l'Université et
pour les Examens du Baccalauréat ès-sciences, par M. Jules PATOUILLET.
—Une feuille grand-aigle coloriée. Prix :   2 fr.

Traité pratique du Naturaliste préparateur, par Arthur ELOFFE, naturaliste préparateur et professeur de taxidermie, membre de plusieurs Sociétés
d'horticulture, sept fois lauréat aux Expositions.—Un joli vol. in-18 raisin,
avec fig. Prix cartonné :   2 fr.
Ouvrage honoré de la souscription du Ministre de l'Agriculture.

Le chasseur d'insectes. Instruction pour découvrir, prendre, préparer et
conserver les insectes, précédée d'une introduction élémentaire à l'étude de
l'entomologie, par A.-M. PERROT.—Un joli vol. in-18, avec 45 figures sur
bois. Prix : 1 fr. 25. Seconde édition.
Ouvrage honoré de la souscription du Ministre de l'Agriculture.

Les Papillons. Guide de l'amateur de Lépidoptères, par A. DUPUIS, professeur d'histoire naturelle, membre de plusieurs Sociétés.—Un joli vol.
in-18 orné de 92 figures coloriées avec soin. Prix :   6 fr.

Causeries d'un Naturaliste, par A. DUPUIS, professeur d'histoire naturelle.—Un joli vol. in-18 raisin, avec figures. Prix :   1 fr. 50

Les Sensitives ou Physiologie végétale, par M. REGLEY.—Un joli vol. in-18
raisin, avec figures. Prix :   1 fr.

L'OEillet. Son histoire et sa culture, par A. DUPUIS, professeur d'histoire
naturelle, membre de plusieurs Sociétés, etc. — Un joli volume in-18.
Prix :   1 fr.
Ouvrage honoré de la souscription de S. Exc. le Ministre de l'Agriculture.

**L'Art de préparer les Plantes terrestres, d'eau douce et
marines**, pour en former des herbiers et albums pour l'étude, par
M. A. ELOFFE. Prix :   1 fr.

L'Ortie, ses propriétés médicales, alimentaires, agricoles et industrielles, par
M. A. ELOFFE.—In-18. Prix :   60 c.

Sous presse.

Le Médecin des Enfants (de la naissance à la puberté) par le docteur
Émile DECAISNE. 1 vol. in-18.

PARIS. — IMPRIMERIE BONAVENTURE ET DUCESSOIS.